食育有道
学龄儿童合理膳食指导手册

姚魁　高超　主编

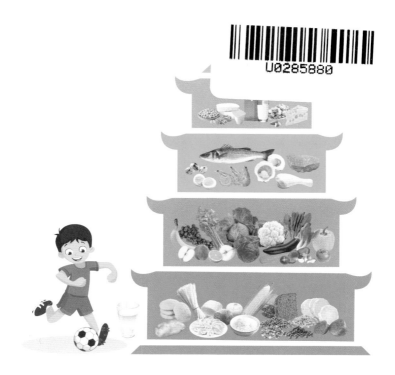

清华大学出版社
北京

图书在版编目（CIP）数据

食育有道：学龄儿童合理膳食指导手册 / 姚魁，高超主编.— 北京：清华大学出版社，2023.6

ISBN 978-7-302-63868-1

Ⅰ. ①食… Ⅱ. ①姚… ②高… Ⅲ. ①学龄儿童—膳食营养—中国—手册 Ⅳ. ①R153.2-62

中国国家版本馆CIP数据核字（2023）第111893号

责任编辑：刘　杨
封面设计：意匠文化·丁奔亮
责任校对：欧　洋
责任印制：宋　林

出版发行：清华大学出版社
　　　　　网　　　址：http://www.tup.com.cn, http://www.wqbook.com
　　　　　地　　　址：北京清华大学学研大厦A座　　　　邮　　编：100084
　　　　　社 总 机：010-83470000　　　　　　　　　　邮　　购：010-62786544
　　　　　投稿与读者服务：010-62776969, c-service@tup.tsinghua.edu.cn
　　　　　质量反馈：010-62772015, zhiliang@tup.tsinghua.edu.cn
印 装 者：小森印刷（北京）有限公司
经　　销：全国新华书店
开　　本：165mm×235mm　　　印　　张：11.25　　　字　　数：165千字
版　　次：2023年6月第1版　　　　　　　　　　　　印　　次：2023年6月第1次印刷
定　　价：69.80元

产品编号：100166-01

策划单位

中国营养学会科普工作委员会

豆果美食

总策划

刘爱玲　王宇翔

主　编

姚　魁　高　超

副主编

席元第　李　迪　芮　溧　姚滢秋

编　委

史冬青　荆伟龙　刘培培　刘　亮　虞培丽　宋兵兵

序一 FOREWORD

学龄期是青少年生长发育的关键阶段，全面且充足的营养是其智力和体格发育，乃至后续健康的物质基础。另外，学龄期还是青少年建立健康信念、形成健康饮食行为、养成合理膳食习惯的重要阶段，健康的饮食可以帮助他们更加茁壮地成长，并且受益终生。

我国历来重视儿童健康成长，国务院发布的《国民营养计划（2017—2030年）》《健康中国行动（2019—2030年）》均把儿童青少年作为重点关注人群，将控制中小学生生长迟缓率和肥胖率、缩小城乡学生身高差别作为重要目标。促进我国学龄儿童的营养与健康是家庭、学校和社会义不容辞的责任。

近年来，我国学龄儿童营养与健康的状况有了很大改善，但还是面临诸多问题。许多学龄儿童和家长的营养健康素养有待提高，不健康的饮食行为仍然常见，不吃早餐、三餐搭配不合理、高盐、高糖、高脂"零食"和含糖饮料摄入过多等现象比比皆是。帮助学龄儿童学习基本的营养知识，培养健康饮食行为，学会合理搭配膳食，做出正确营养决策，是助力儿童成长以及后续健康的重要手段。

《食育有道：学龄儿童合理膳食指导手册》这本书遵循《中国居民膳食指南（2022）》的准则，以《中国学龄儿童膳食指南（2022）》为依据，收录《6~10岁学龄儿童平衡膳食宝塔》《11~13岁学龄儿童平衡膳食宝塔》《14~17岁学龄儿童平衡膳食宝塔》等关键图示，针对家长关心的学龄儿童饮食和运动等方面的常见八类问题进行解答，致力于为学龄儿童以及家长呈现通俗易懂的知识。为了帮助学龄儿童更好地将相关知识应用到日常生活中，本书还给出了适合学龄儿童的一周膳食安排示例以及家常食谱的操作方法，引导孩子走进厨房，帮助孩子爱上烹饪，提高营养素养。

儿童健康，营养先行。这需要家庭、学校和社会共同努力，共建学龄儿童合理膳食的大环境。希望本书能够帮助学龄儿童养成良好的饮食习惯。让营养知识和技能走入更多家庭，让平衡膳食为儿童的茁壮成长保驾护航！

中国营养学会理事长
国际营养科学联合会院士　　　杨月欣
中国疾控中心营养与健康所研究员

2023 年 7 月

序二 FOREWORD

  学龄儿童的营养与健康状况是社会和家庭关注的焦点，也是体现一个国家综合国力和社会文明程度的关键指标，更是关乎中华民族整体素质提升和国家长远发展的重要基础。目前，学龄儿童面临着营养不足和营养过剩的双重挑战：营养不足可导致生长发育迟缓、消瘦、免疫力降低和感染性疾病；营养过剩则使得肥胖、高血压、糖尿病等慢性代谢性病的风险增加。一系列营养相关的健康和疾病问题无不提醒我们平衡膳食、合理营养的重要性和迫切性。

  像小树生长需要阳光和雨露一样，孩子每天需要从食物中摄取能量和各种营养素，如蛋白质、脂肪、碳水化合物、维生素、矿物质和水等，以满足他们生长发育的需要。学龄儿童及青少年正处于生长发育的关键高峰期，对能量和各类营养素的需求更高。同时，学龄儿童饮食行为尚未定型且具有高度的可塑性，是健康行为习惯逐步形成的关键时期。能量和各种营养来源于多种多样的食物，因此我们要做到食物多样化。

  但如何才能做到合理营养——既不缺乏、也不过剩，从而助力学龄儿童的健康成长呢？《食育有道：学龄儿童合理膳食指导手册》这本书从营养健康知识、选择购买食物、合理运动、怎样烹饪、如何选择零食、食物中存在的安全问题、如何储存食物、防控常见营养相关疾病等8个方面，用通俗易懂的语言，回答了学龄儿童常见的100个困惑和关注的问题，还有手把手式地指导家长、孩子如何烹饪食物的实践篇内容。

这是一本适合学龄儿童和家长共读的食育书，可以引导孩子产生探索食物的兴趣，主动参与食物选择与制作，享受健康美食，提高营养素养，助力学龄儿童健康成长！

北京协和医院临床营养科主任

中国营养学会副理事长

中国营养学会首席专家（肿瘤营养）

于康

2023 年 7 月

目录 CONTENTS

Q&A 第一部分
学龄儿童合理膳食百问百答

八、疾病篇 / 78

DPC 第二部分
学龄儿童膳食实践

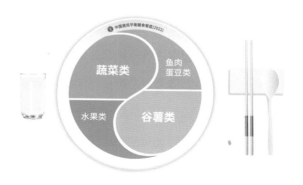

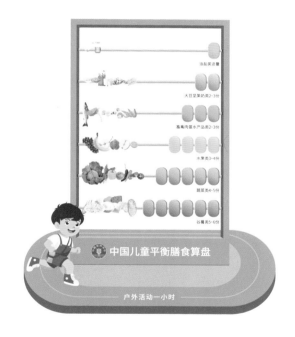

APP 第三部分
附录

Q&A

第一部分
学龄儿童合理膳食百问百答

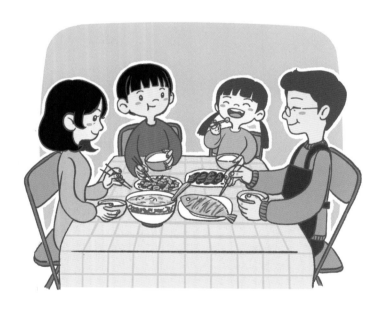

培养健康饮食行为，
使孩子受益终生。

一、基础篇

1 什么是学龄儿童的健康饮食?

学龄儿童一般是指年龄在 6 岁到 18 岁的未成年人。目前,学龄儿童生活方式不健康的现象普遍存在,也由此带来了营养不良、"小胖墩儿"以及与膳食相关的多种慢性病高发等健康问题。那么,学龄儿童该如何做到健康饮食呢?

学龄儿童健康饮食的核心是平衡膳食。平衡膳食是指身体对食物和营养素需要的平衡,能量摄入和能量消耗的平衡。平衡膳食强调了日常饮食中食物种类和品种要丰富多样,能量和营养素要达到适宜水平。研究表明,改善膳食结构、均衡饮食和增加运动量能促进学龄儿童身体健康,降低慢性病的发生风险。

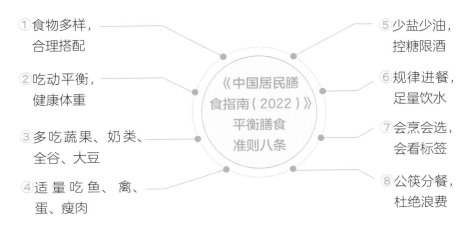

① 食物多样,合理搭配
② 吃动平衡,健康体重
③ 多吃蔬果、奶类、全谷、大豆
④ 适量吃鱼、禽、蛋、瘦肉

《中国居民膳食指南(2022)》平衡膳食准则八条

⑤ 少盐少油,控糖限酒
⑥ 规律进餐,足量饮水
⑦ 会烹会选,会看标签
⑧ 公筷分餐,杜绝浪费

针对学龄儿童的生长发育特点,《中国学龄儿童膳食指南(2022)》提出了五条平衡膳食核心推荐,学龄儿童的健康饮食首先要从这些核心推荐做起。

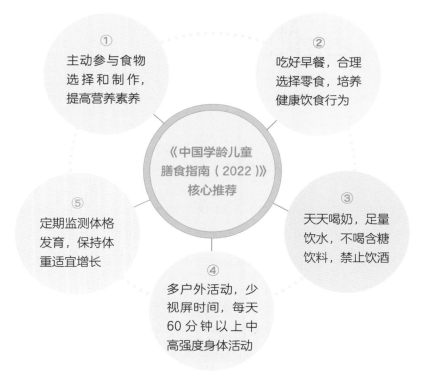

①
主动参与食物选择和制作，提高营养素养

②
吃好早餐，合理选择零食，培养健康饮食行为

③
天天喝奶，足量饮水，不喝含糖饮料，禁止饮酒

④
多户外活动，少视屏时间，每天60分钟以上中高强度身体活动

⑤
定期监测体格发育，保持体重适宜增长

《中国学龄儿童膳食指南（2022）》核心推荐

2   如何搭配食物更健康？

食物多样，合理搭配，才能充分满足正处于生长发育期的学龄儿童对能量和各种营养素的需要。《中国居民膳食指南（2022）》建议：学龄儿童平均每天至少摄入 12 种食物，每周至少摄入 25 种食物（烹调油和调味品除外）。为了让学龄儿童吃到搭配更健康合理的食物，以下几个小技巧赶快学起来。

细中有粗

将全谷物、杂豆和薯类融入一日三餐。比如，做米饭时，可在大米中加入全谷物（糙米、燕麦、小米、荞麦、玉米等）以及杂豆（红小豆、绿豆、芸豆、花豆等）后烹调，做成二米饭、豆饭、八宝粥、炒饭等，这样不仅增加了营养价值，丰富多彩的食物搭配也会激发孩子们食用的兴趣。

荤素搭配

鱼、禽、蛋和瘦肉摄入要适量，多吃蔬菜、水果、全谷物、大豆及豆制品，适当补充坚果，少吃煎炸、烟熏和腌肉制品。学龄儿童的日常饮食要做好荤素搭配，才能实现营养素的均衡摄入。

注意"小份"

"小份"菜肴是实现食物多样，良好搭配的关键措施，尤其是儿童用餐。将食物份量变小，可以使食物选择更丰富，有利于实现平衡膳食。

深浅相宜

坚持餐餐有蔬菜，天天吃水果。建议平均每天摄入蔬菜 300~500 克、水果 150~350 克。蔬菜种类很多，每种蔬菜各有其营养特点。一般深色蔬菜中 β-胡萝卜素、维生素 B_2 和维生素 C 等营养素含量较高，而且含有更多对人体有益的植物化学物。建议深色蔬菜每天达到蔬菜摄入量的一半以上。

同类互换

以粮换粮、以豆换豆、以肉换肉。例如，大米可与面粉或杂粮互换；猪瘦肉可与等量的鸡、鸭、牛、羊、兔肉互换；鱼可与虾、蟹等水产品互换；牛奶可与羊奶、酸奶、奶粉或奶酪等互换；大豆可与相当量的豆制品或杂豆类互换。

3 一日三餐吃多少合适？

一般情况下，早餐提供能量和营养素应占全天的 25%~30%、午餐占 30%~40%、晚餐占 30%~35% 为宜。在食物种类上，早餐选择 3~5 种食物、午餐选择 4~6 种食物、晚餐 4~5 种食物，外加 1~2 种健康零食，即可满足学龄儿童平均每天至少摄入 12 种以上食物种类的推荐要求。

早餐宜选择营养丰富且易于消化吸收的食物，如一杯豆浆或牛奶，几片肉或 1 个鸡蛋；主食建议 50~100 克，多吃粗粮；新鲜蔬菜和水果至少二选一，摄入 150~200 克比较适宜。

午餐不仅要保证食物的种类数量，还要保证食物的营养质量。谷类、豆类、蔬菜类、鱼肉类依然是午餐的主角，最好还能有一些菌类。谷物的量 100~150 克，动物性食品 50~75 克，大豆 20 克或相当量的豆制品，蔬菜 100~200 克，水果 100~200 克，以保证午餐中摄入足量维生素、矿物质和膳食纤维。

晚餐应坚持清淡食物为主。谷物、蔬菜、肉类或者豆类仍不可缺，各类食物具体的摄入量可根据当天早餐和午餐情况"查漏补缺"，适时调整。

学龄儿童应该吃好一日三餐，两次正餐之间以间隔 4~5 小时为宜。此外，加餐可以以奶类、水果为主，搭配少量松软面点，尽量不选择油炸食品、膨化食品、甜点及含糖饮料等。

对于学龄儿童来说，膳食应由多样化食物构成，按照食物大类建议如下：

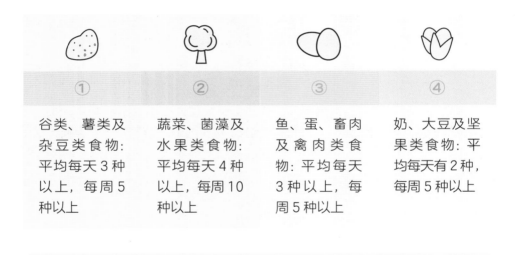

①	②	③	④
谷类、薯类及杂豆类食物：平均每天 3 种以上，每周 5 种以上	蔬菜、菌藻及水果类食物：平均每天 4 种以上，每周 10 种以上	鱼、蛋、畜肉及禽肉类食物：平均每天 3 种以上，每周 5 种以上	奶、大豆及坚果类食物：平均每天有 2 种，每周 5 种以上

4 如何维持健康体重？

常用的判断健康体重的指标是体质指数（body mass index，BMI），也称体重指数。它的计算方法是用体重（kg）除以身高（m）的平方。学龄儿童超重与肥胖的性别年龄别 BMI 界值见本书附录五。

学龄儿童应至少每周自测 1 次体重，每季度自测 1 次身高，以了解自己的体质指数是否在合理的范围内。

如果学龄儿童体重偏低，要警惕发生营养不良，在保证能量摄入充足的基础上，适当增加鱼、禽、蛋、瘦肉、豆制品等富含优质蛋白质食物的摄入，每天食用奶及奶制品，每天吃新鲜的蔬菜和水果；吃好一日三餐，纠正偏食、挑食和过度节食等不健康饮食行为，并保持适宜的身体活动量。

如果学龄儿童超重或肥胖，应注意调整膳食结构、控制总能量摄入，减少高糖、高脂和高能量食物的摄入。在调整饮食的同时配合行为矫正，逐步增加运动频率、强度和时长，养成规律运动的习惯，减少久坐等行为。

5　体脂率是越低越好吗？

众所周知，体脂率代表的是体内脂肪含量占体重的百分比，体脂率过高会导致肥胖、高血压、心血管疾病和某些癌症发病率的升高。生活中，应当控制好我们的体脂率。不过，不少健美健身人群一味追求高肌肉、低体脂，甚至有些人认为体脂率越低，线条越明显，就越健康。这些观点也是错误的。

脂肪是生理必需的物质，盲目追求低体脂只会造成营养不良、内分泌失调、免疫力下降，甚至出现器官功能减退等不良后果。此外，体脂含量过低所引起的电解质失衡还会导致心律失常和心源性猝死。

6　怎么吃才能实现食物多样化？

家长可以教会孩子记录自己的饮食情况，看看进食的食物种类是否足够丰富，尽可能达到《中国居民膳食指南（2022）》中每天至少12种、每周至少25种不同食物的建议值。

在平衡膳食的基础上，每天摄入谷类、薯类，蔬菜、水果类，畜、禽、鱼、蛋类，奶、大豆、坚果类这几类食物。以一天的饮食举例，如果鸡蛋、奶类、瘦肉、豆制品、水果、坚果都能摄入，已经至少6种；主食方面，至少可以吃到2种，比如早餐面食，午餐、晚餐可以吃红薯饭或粥；蔬菜类上，午餐、晚餐选择不一样的蔬菜，或者将几种蔬菜杂烩在一起，至少可以做到4种，这样就能轻松做到12种。在蔬菜种类方面，每次买几种不同颜色的蔬菜，水果也可以每种买 1 个或 1 小份，一次买几种，或者每次买的尽量跟上次不同，诸如此类。

建议摄入的主要食物品种数 *

食物类别	平均每天食用 / 种	每周至少食用 / 种
谷类、薯类、杂豆类	3	5
蔬菜、水果类	4	10
禽、畜、鱼、蛋类	3	5
奶、大豆、坚果类	2	5
合计	12	25

* 不包括油和调味品。

资料来源：《中国居民膳食指南（2022）（科普版）》。

7　五大类食物指的是什么？

我们通常把食物按照营养特点归纳为五大类：第一类为谷薯类，包括谷类、薯类和杂豆类；第二类为蔬菜和水果类；第三类为动物性食物，包括畜、禽、鱼、蛋、奶类；第四类为大豆和坚果类；第五类为纯能量食物类。

食物分类及其主要营养特点

类别	举例	主要营养特点
谷薯类	谷类：稻米、小麦、小米 杂豆类：绿豆、红豆 薯类：马铃薯、红薯	碳水化合物、蛋白质、膳食纤维、B 族维生素
蔬菜和水果类	蔬菜类：胡萝卜、菠菜、甜椒 水果类：橙子、苹果、香蕉	膳食纤维、矿物质、维生素 C、类胡萝卜素、植物化学物
动物性食物	水产类：鱼、虾、蟹、贝 畜类：猪、牛、羊 禽类：鸡、鸭、鹅 蛋类：鸡蛋、鸭蛋、鹅蛋 奶类：牛奶、羊奶、酸奶	蛋白质、脂类、矿物质、维生素

类别	举例	主要营养特点
大豆和坚果类	大豆类：黄豆、青豆、黑豆 坚果类：花生、瓜子、核桃、杏仁	蛋白质、脂类、矿物质、B 族维生素、维生素 E
纯能量食物	油脂类：花生油、菜籽油、猪油 糖类：食糖、淀粉 酒类：白酒、啤酒、红酒	脂类、碳水化合物

资料来源：《中国居民膳食指南（2022）（科普版）》。

8　怎么吃早餐才合格？

我国有"早要吃好，午要吃饱，晚要吃少"的说法。西方也有"早餐像国王，午餐像平民，晚餐像乞丐"的谚语。可见，无论是东方还是西方，早餐在人们心目中都有着举足轻重的地位。

一份合格的早餐一般需要满足 3 个标准：

首先是正确的进餐时机。经过一夜的睡眠，身体常常处于生理性缺水状态，这时候应该及时喝适量的白开水，补充水分的同时也能更好地"唤醒"肠胃。一般来说，学龄儿童吃早餐的最佳时间是早上 6:30 到 8:30，需要在出门上学前预留 20 分钟左右的进餐时间。

其次，早餐提供的能量应占全天总能量的 25%~30%。不建议早餐长期食用油条、葱油饼、春卷等食物，因为这类面粉类食物在油炸等制作过程中会吸很多油，长期吃这样的早餐，容易导致体重增加，心血管疾病发生风险上升。建议一周吃油炸食品不超过两次，吃的时候搭配蔬菜或者水果。

最后就是要确保早餐食物的种类多样和营养均衡。每周的早餐变换着搭配，不仅令人食欲大增，还满足了身体的营养需求。如果早餐中能同时享用到以下四类食物中的三类及以上，那早餐质量就比较高了。

谷薯类

如馒头、花卷、全麦面包、面条、米饭、红薯等

蔬菜水果

新鲜蔬菜，如菠菜、西红柿、黄瓜等；水果，如苹果、梨、香蕉等

动物性食物

如鸡蛋、鱼、虾、鸡肉、猪肉、牛肉等

奶类、大豆、坚果

奶类及其制品，如牛奶、酸奶；豆类及其制品，如豆浆、豆腐脑、豆腐干等；坚果，如核桃、花生等

9 什么是深色蔬菜？

新鲜蔬菜是营养宝库，富含维生素、矿物质、膳食纤维和植物化学物。《中国学龄儿童膳食指南（2022）》推荐，6~10 岁学龄儿童每天摄入蔬菜 300 克；11~13 岁学龄儿童每天摄入蔬菜 400~450 克；14~17 岁学龄儿童每天摄入蔬菜 450~500 克。

根据颜色深浅，蔬菜可分为深色蔬菜和浅色蔬菜。深色蔬菜一般是指深绿色、红色、橘红色、紫红色的蔬菜。一般而言，深色蔬菜的 β- 胡萝卜素、维生素 B_2 和维生素 C 含量均较高，而且含有丰富的植物化学物。而深色蔬菜富含的 β- 胡萝卜素，是学龄儿童膳食维生素 A 的重要来源。建议尽量多吃深色蔬菜，占到蔬菜总摄入量的一半以上。学龄儿童摄入不同颜色的蔬菜，有助于实现食物多样化。同时，这些蔬菜的烹调温度不宜过高，烹调方式宜急火快炒、清淡少油，炒好即食，避免反复加热。

贴士		
深绿色蔬菜		菠菜、油菜、芹菜叶、空心菜、莴笋叶、韭菜、西蓝花、茼蒿、萝卜缨、芥菜、西洋菜等
红色、橘红色蔬菜		西红柿、胡萝卜、南瓜、彩椒等
紫红色蔬菜		红苋菜、紫甘蓝、红菜苔等

10 喝多少水才算"足量"？

根据《中国学龄儿童膳食指南（2022）》，在温和气候下，轻度身体活动水平学龄儿童的建议饮水摄入量如下：

6岁	● 每天饮水 800 毫升
7~10岁	● 每天饮水 1000 毫升
11~13岁	● 男生每天饮水 1300 毫升，女生每天饮水 1100 毫升
14~17岁	● 男生每天饮水 1400 毫升，女生每天饮水 1200 毫升

足量饮水是人体健康的基本保障，饮水过多或过少都不利于人体健康。人体对水的需求量受年龄、性别、身体活动水平、膳食结构和环境等多种因素的影响。学龄儿童应主动喝水、少量多次。不要等到口渴了再喝水，感觉口渴已经是身体明显缺水的信号。

可以在一天的任意时间喝水。每个儿童个体情况不同，应结合孩子的年龄、生活状态等因素，科学地管理孩子饮水量，同时注意不喝或少喝含糖饮料，更不能用饮料代替水。如果孩子不喜欢喝没有味道的白水，可以在水中加入1~2片新鲜柠檬片或3~4片薄荷叶等来丰富水的味道，也可以自制一些传统饮品，如绿豆汤、梨汤等，注意不要添加糖。

另外，我们也可以通过尿液颜色来判断身体的水合状态。

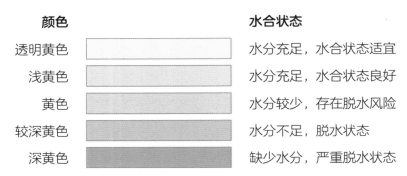

颜色	水合状态
透明黄色	水分充足，水合状态适宜
浅黄色	水分充足，水合状态良好
黄色	水分较少，存在脱水风险
较深黄色	水分不足，脱水状态
深黄色	缺少水分，严重脱水状态

尿液颜色和水合状态

资料来源:《中国居民膳食指南（2022）（科普版）》。

11 如何培养"清淡"口味?

清淡饮食一般应少油（每日烹调用油以 25~30 克为宜）、少盐（6~10 岁学龄儿童每天少于 4 克，11~17 岁学龄儿童每天少于 5 克）、少糖（每日摄入量最好控制在 25 克以下）、少辛辣，食物多样，荤素搭配，合理烹饪，避免"重口味"。

儿童"清淡"的口味不是一朝一夕养成的，从小培养淡口味，减少高盐、高糖、高脂食物的摄入，有助于其形成一生有益的饮食习惯。以带计量方式的工具（如定量盐勺、带刻度油壶）减少食盐和油等调味料的用量，是培养清淡口味的重要途径。做菜时，少加耗油、鸡精等调味品，选择天然、新鲜香料（如葱、蒜、洋葱、香草等）进行调味，尽量保持食物的原汁原味，让儿童首先品尝和接纳食物的自然味道。

烹饪蔬菜时可以采用白灼、蒸、凉拌的方法，减少"炒"的频率。动物性食材可以用蒸、炖、煮和煨的方法代替油炸、油煎。猪、牛、羊肉等红肉要适量，多吃鸡肉、鱼、海鲜等白肉。

另外，还要学会看食品营养标签，少吃高盐、高脂、高糖的加工食品。

学龄儿童食盐、烹调油、添加糖的推荐摄入量

单位：克/天

项目	年龄		
	6 岁~	11 岁~	14 岁~
食盐	<4	<5	<5
烹调油	20~25	25~30	
添加糖	<50，最好 <25；不喝或少喝含糖饮料		

12 为什么吃饭要细嚼慢咽？

通过细嚼慢咽可以让食物在口腔中停留更长的时间，从而将食物充分磨碎。咀嚼的过程还能刺激大脑向胃肠发出信号，增加胃液和其他消化腺液体的分泌，为食物进入胃肠后的消化过程做好准备。

从另一个角度讲，吃饭本是一种很愉悦的事，若是吃饭时速度特别快，容易在心里产生一种"抢"的感觉，这种情绪的波动会影响体内激素的分泌水平和各个消化器官的工作，从而导致消化不良。所以，小朋友们一定要注意饮食有度有节，细嚼慢咽，不要暴饮暴食。

13 为什么要倡导"天天喝奶"？

奶是好吸收的钙和蛋白质的重要来源，喝奶对处于生长发育期的学龄儿童来说是非常有益的。《中国学龄儿童膳食指南（2022）》建议"天天喝奶，足量饮水"，每天摄入 300 克液态奶或相当量的奶制品。孩子应把奶制品当作日常膳食不可缺少的组成部分。

不同的奶制品如鲜奶（杀菌乳）、常温奶（灭菌乳）、酸奶、奶粉或奶酪等都可以选择。如果孩子不喜欢牛奶的味道，或有乳糖不耐受情况，可选择酸奶、奶酪或其他低乳糖产品。酸奶应选择添加糖量较少的，奶酪宜选择含盐量低的。

任何时间都可以饮奶，如早餐一杯牛奶，午餐一杯酸奶，就可以达到一天至少300毫升的推荐摄入量；对于睡觉比较晚的初三、高三学生，可以在20：00~21：00喝一杯牛奶。另外，还可以将奶制品融入一日三餐，如酸奶水果沙拉、奶酪蔬菜沙拉、燕麦牛奶粥、奶酪三明治等。

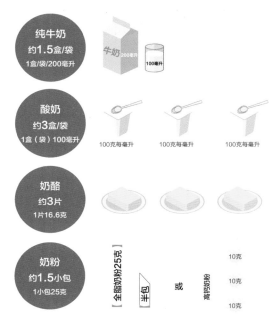

每天相当于300毫升液态奶的乳制品（以钙含量为基准）

钙含量资料来源：《中国食物成分表标准版（第6版/第二册）》。

14 出现偏食、挑食怎么办？

偏食、挑食是一种不健康的饮食行为，一般是在婴幼儿期发展和形成的，主要和这个时期的喂养行为和辅食添加方式等密切相关。

孩子偏食、挑食带来的直接后果就是营养不均衡，短期表现为身高体重偏低、超重/肥胖等生长发育问题；长期后果为影响儿童智力潜能的发挥、学习和工作能力下降，甚至导致患慢性病的危险性增加。因此，应注重从小培养孩子健康的饮食行为，做到食物多样、合理搭配，吃好一日三餐。

当孩子出现偏食、挑食的情况，该怎么办呢？此时就需要家长做到以下几点：

① 及早发现，分析原因，并及早纠正。

② 调整食谱，增加食物的多样性，提高孩子对食物的接受程度，避免容易让孩子产生厌烦情绪的单调食谱。

③ 通过参与食物的选择、购买、准备和烹饪，让孩子了解和认识食物，帮助孩子养成珍惜粮食、不浪费食物的好品质。

④ 当偏食、挑食的孩子有了进步，家长要对孩子的健康饮食行为及时给予表扬和鼓励，不断激发孩子进步的动力。

⑤ 家长除了对孩子的偏食、挑食行为给予纠正外，自己首先要做好孩子的榜样，自己不偏食、挑食，不浪费食物，通过言传身教帮助孩子形成健康的饮食观念和行为。

15 如何抵挡"甜蜜的诱惑"？

生活中有很多"甜蜜的诱惑"，大部分小朋友往往抵挡不住。《中国居民膳食指南（2022）》建议：每天添加糖的摄入不超过 50 克，最好控制在 25 克以下。

添加糖是指人工加入食品中的糖类，具有甜味特征，常见的有蔗糖、果糖、葡萄糖、果葡糖浆等。常用的白砂糖、绵白糖、冰糖、红糖等都是蔗糖。

对于学龄儿童来说，含糖饮料是添加糖的主要来源，建议不喝或少喝含糖饮料，更不能用饮料替代水。此外，一些甜味食品，如糕点、甜点、冷饮等也要少吃。

家长在烹饪时要注意糖的用量，炒菜中少放糖，出门购物要学会查看食品标签中的营养成分表，选择碳水化合物或糖含量低的饮料，注意识别"隐形添加糖"。

16　为什么要多吃全谷物?

全谷物是指未经精细化加工或虽经碾磨(粉碎或压片等)处理仍保留了完整谷粒结构的胚乳、胚芽、谷皮和糊粉层组分的谷物。

我国传统饮食习惯中常作为主食的大米、小麦、玉米、大麦、燕麦、黑麦、黑米、高粱、青稞、黄米、小米、粟米、荞麦、薏米等,如果加工得当,均是全谷物食物的良好来源。

我们在超市里看到的白得透亮的精制大米,多是只保留了胚乳的精米。与这些精制谷物相比,全谷物含有谷物全部的天然营养成分,如膳食纤维、B族维生素和维生素E、矿物质、不饱和脂肪酸及植物甾醇和酚酸等植物化学物。所以,在2022年发布的新版《中国居民膳食指南》中,更加突出强调要多吃全谷物。

全谷物入口感觉粗糙,对于习惯精制米面细软口感的小朋友们来说,可能会感觉不适应,这时候就需要家长们学习适宜的烹饪方法。例如,用豆浆机制作全谷米糊;用电饭煲、高压锅烹煮豆粥;用电蒸锅蒸玉米、杂粮馒头等均可使其口感柔软。另外,加入芝麻粉、葡萄干和大枣等,可使膳食更美味,激发孩子们的食欲。

17　动物肝脏要不要吃?

有些人认为动物肝脏是解毒器官,含有很多不好的成分,食用会危害身体健康。

其实,动物内脏如肝、肾、肺和肠等,含有丰富的脂溶性维生素、B族维生素、铁、硒和锌等,对人体具有一定的健康作用。比如动物肝脏中富含的维生素A,适量摄入有助于学龄儿童维持正常视力。

当然,食用动物肝脏过多也会对人体产生一定的危害。肝脏中的胆固醇含量比较高,如果食用过多,会增加心血管疾病的发生风险。

家长们在为孩子准备烹饪动物肝脏的时候要注意下面4个原则:

1 选用健康动物的肝脏	购买时应选择通过检疫的禽畜的肝脏，病死或死因不明的禽畜肝脏一律不要食用。
2 食用前需彻底清洗	先将动物肝脏放在流动水下冲洗几分钟，再浸入冷水中泡 30 分钟，然后取出放清水中清洗干净。
3 烹调时要煮熟炒透	烹调时切忌"快炒急渗"，更不可为求鲜嫩而"下锅即起"。要做到煮熟炒透，使食材完全变成灰褐色，看不到血丝才好，以确保食用安全。
4 摄入应适量	以猪肝为例，每周适量摄入，有助于满足人体对维生素 A 的需求。

18 薯类怎么吃更好?

薯类包括红薯、马铃薯、芋头、山药和木薯等，都是我们常吃的食物。《中国学龄儿童膳食指南（2022）》建议，6-13 岁学龄儿童每天摄入薯类食物 25~50 克，14~17 岁学龄儿童每天摄入薯类食物 50~100 克。薯类除了提供丰富的碳水化合物、膳食纤维外，还含有较多的微量营养素。

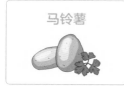
马铃薯

马铃薯的最佳食用方法是蒸和煮，可以最大程度地减少马铃薯中营养物质的流失。很多孩子喜欢吃炸薯条、炸薯片，这会增加肥胖风险。在把马铃薯作为菜肴而不是主食食用时，要注意适当减少米饭等其他主食的摄入，避免能量摄入过多。

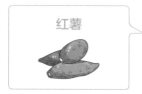
红薯

建议每日食用适量红薯。很多孩子喜欢吃拔丝红薯，然而这种烹饪方式会加入过多的糖和油，从而造成红薯能量增高。将红薯掺入米饭、馒头等主食中，是不错的选择。

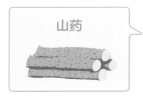

山药

山药中的淀粉含量较高，可以提供较多的能量。在烹饪方法上，山药可以选择煮粥时放入，也可以选择去皮蒸熟食用，还可以与蔬菜或肉类搭配烹调。例如山药炖排骨、山药炒三鲜等，均是良好的搭配。

19　什么是营养强化食品？

超市里，儿童的营养强化食品琳琅满目。食品营养强化是将一种或多种微量营养素添加到食品中，从而提高食用人群相应微量营养素摄入的方法。强化营养素的食品一般被称为营养强化食品。营养强化的主要目的有：

（1）弥补食品在正常加工、储存时造成的营养素损失。

（2）在一定的地域范围内，有相当规模的人群出现某些营养素摄入水平低或缺乏，通过强化可以改善其摄入水平低或缺乏导致的健康影响。

（3）某些人群由于饮食习惯和（或）其他原因可能出现某些营养素摄入量水平低或缺乏，比如有些儿童缺铁，通过营养强化食品可以改善其摄入水平低或缺乏导致的健康影响。

（4）补充和调整特殊膳食用食品中营养素和（或）其他营养成分的含量。

食品营养强化是国际上常用的改善微量营养素摄入不足的重要手段，我国主要有食盐加碘及添加了维生素 B_1、维生素 B_2、烟酸、钙、铁等微量营养素的强化食品。营养强化食品的种类繁多，常用的强化"载体"包括谷类及其制品、奶制品、饮料、豆制品、调味品等。

家长为学龄儿童购买营养强化食品时，建议先咨询医生或有专业资质的营养师。

20　你需要营养补充剂吗？

营养补充剂也称"膳食补充剂"，具有补充膳食的功能，是含一种或多种膳食成分（如维生素、矿物质、氨基酸等）的浓缩品、提取物或多种膳食成分的混合物。

学龄儿童服用营养补充剂有哪些注意事项呢?

①　学龄儿童只在有必要时才服用营养补充剂。营养补充剂不能作为食用不健康食物的借口。

②　营养补充剂并非药品。营养补充剂属于食品,是食品的一类,不能当药品。

③　营养补充剂不能代替普通食品或作为餐食的唯一品种。不能以"代餐"或"普通食品"形式出现。

④　避免学龄儿童长期摄取单一成分营养补充剂。长时间摄取太多的单一成分可能会导致其他营养匮乏。

应正确看待营养补充剂,根据学龄儿童健康情况,科学补充,达到健康生活的目的。有需要时,可以在医生或营养师的指导下合理选择适合的营养补充剂。

了解各类食物的营养特点，选择新鲜的、营养密度高的食物。

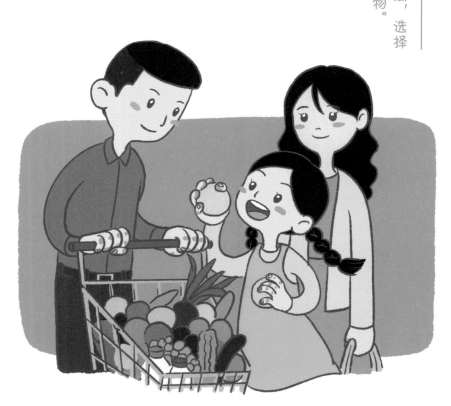

二、选购篇

21　应该多选的食物有哪些？

蔬果、奶类、全谷物和大豆及其制品是良好膳食模式中的关键食物，也是影响学龄儿童生长发育和成人健康的良好饮食来源，每个人都应该把其作为一生膳食的重要选择。

新鲜蔬菜和水果能量低，微量营养素含量丰富，也是植物化学物的重要来源，增加蔬菜、水果的摄入可降低心血管疾病的发病和死亡风险，降低胃肠道癌症的发病风险。

目前的研究也证明，全谷物的摄入量能降低心血管疾病和某些癌症的风险。全谷物食物种类多样，营养价值高。相比完全由精制谷物制成的食品，全谷物含有更多谷物天然的营养成分，如更多的 B 族维生素、矿物质、膳食纤维等营养成分，以及有益健康的植物化学物。

奶类和大豆制品是钙和优质蛋白质的良好来源，在改善学龄儿童营养状况方面具有重要作用。

父母要从孩子小的时候就开始重视培养其健康的饮食行为，增加孩子对蔬菜、水果、奶类、豆类等食物的喜好，并要以身作则。

22　应该少选的食物有哪些？

《中国居民膳食指南（2022）》指出，对正处于长身体的关键时期的学龄儿童来说，要少选择营养价值少、营养素密度低的食品。建议家长少选油炸食品、糖果、甜点，因为孩子经常吃油炸食品易导致肥胖，常吃含糖过多的食品则容易引起龋齿，而且还会造成能量摄入过多。

应当减少食用的食品包括但不限于以下几类：

糖果类，如巧克力、口香糖、泡泡糖等

高油、高盐食品，油炸食品，如辣条、炸鸡

含糖饮料，如汽水和其他甜饮料

含糖量过高的糕点、甜点

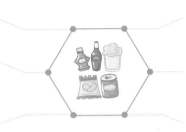

营养密度低的膨化食品，如薯片、虾条

酒和含酒精饮料

此外，在选购食品时，一定要到正规的食品商店、超市、商场，食以安为先。

23 你会看食品标签吗？

食品标签是指食品包装上的文字、图形、符号及一切说明物，包括食品配料、净含量和规格、生产日期和保质期、营养成分表等信息。通过阅读食品标签，我们可以了解食品的营养信息和特点，比较和选择适合自己需求的食物。

学会看配料表	学会看食品营养标签	学会看营养声称
配料表告诉我们食品是由哪些原料制成的。按照"用料量递减"原则，配料表按配料用量高低依序列出食品原料、辅料、食品添加剂等。	食品营养标签一般包括营养成分表、营养声称和营养成分功能声称。其中，营养成分表是营养标签的核心。营养成分表包括营养成分名称、含量值、占营养素参考值百分比（简称 NRV%）3项内容。	营养声称是对营养成分含量水平高或低、有或无的说明。如果食品中某营养素达到了一定限制性条件，预包装食品可作出某营养素高或富含、低含量或不含等含量声称，如高钙、低脂、无糖等；或者与同类食品相比的优势特点，比如增加了膳食纤维等。

×××高钙饼干

营养声称

营养成分表

项目	每 100g	NRV%
能量	2030kJ	24%
蛋白质	6.8g	11%
脂肪	20.2g	34%
—饱和脂肪	14.0g	70%
碳水化合物	67.5g	23%
—糖	20.3g	—
钠	192mg	10%
钙	250mg	31%

营养成分功能声称

钙是骨骼和牙齿的主要成分，并维持骨密度

钙含量超过30%NRV，符合"高"钙含量营养声称条件

食品营养成分表示意图

资料来源：《中国居民膳食指南（2022）（科普版）》。

24 如何为学龄儿童选购蔬菜和水果？

学龄儿童多吃蔬菜和水果对健康至关重要，也是实现膳食平衡的一个关键点。但是在现实生活中，如何正确地挑选蔬菜和水果呢？

（1）重"鲜"

选择颜色鲜亮的蔬菜和水果，并尽早食用。

（2）选"色"

深色蔬菜的摄入量应占蔬菜总摄入量的一半以上。水果也应选择五颜六色的，在保证营养的同时还可以增进食欲。

（3）多"品"

挑选和购买蔬菜和水果时要多变换品种，每天选购蔬菜至少3~5种，水果1~2种，首选应季蔬菜和水果，享受大自然的丰富多彩。

水果营养素含量排行榜

类别		水果
类胡萝卜素含量较高的水果		红色和黄色水果，如早橘、沙棘、刺梨、杧果、柑橘、木瓜等
维生素 C 含量较高的水果		枣类、柑橘类和浆果类，如刺梨、鲜枣、酸枣、沙棘、草莓、橘、柑、橙、猕猴桃等
钾含量较高的水果		鳄梨、枣、红果、椰子肉、香蕉、樱桃等
含糖量高的水果		枣、椰子肉、香蕉、红果、雪梨、桂圆、荔枝等
含糖量低的水果		草莓、柠檬、杨梅、桃等

25　如何巧识食物中的"隐形盐"？

　　食盐是生活中使用最广泛的调味品之一，但摄入过多会危害健康。学龄儿童更应该减少盐用量，培养清淡的口味，6~10 岁学龄儿童每天摄入食盐应少于 4 克，11 岁以上学龄儿童每天摄入食盐应少于 5 克。

　　有些"隐形盐"藏在各类食物中，很容易被忽视。所谓"隐形盐"不是我们一日三餐做菜时添加的食盐，主要是指各种食品、饮料、调味品等成品制作过程中添加的盐。一些食品食用量很少，却能占我们全天盐摄入量的很大比例，如 10 克豆瓣酱、20 克一块的腐乳就含有 1.5 克盐。除此之外，常见的"隐形盐"食物有：调味品，咸菜，腌肉、香肠等加工肉制品，加工的海产品，挂面等白面制品，甜食类，果干类，薯片等。

　　我们会在加工食品营养标签上看到钠。钠含量高，则意味着该食品盐含量高。钠是预包装食品营养标签中强制标示的项目，我们在购买时一定要阅读食品营养标签，注意食品的钠含量。一般而言，钠超过 30% NRV（营养素参考值）的食品需要注意少购、少吃。

26　如何选好食用油？

食用油是学龄儿童膳食能量的重要来源之一，还可为学龄儿童生长发育提供构成身体成分的脂质和必需脂肪酸。食用油中含有维生素 A、维生素 E 等各类脂溶性维生素，不仅是这类维生素的来源，还可以促进其吸收和利用。另外，使用食用油烹调，还可以改善食物的色、香、味，增进学龄儿童食欲。

《中国学龄儿童膳食指南（2022）》针对 6~10 岁、11 岁及以上学龄儿童每日食用油的推荐摄入量分别为 20~25 克、25~30 克。

食用油可分为动物油和植物油。动物油与植物油相比，摄入过多更容易引起儿童超重、肥胖、血脂异常等风险，应限制食用。植物油的种类多样，如橄榄油、茶油、菜籽油、玉米油、葵花籽油、亚麻籽油、大豆油、花生油等。植物油各有特点，都是较为适合儿童的食用油。椰子油、棕榈油在植物油中较为特殊，富含饱和脂肪酸，过量摄入可增加健康风险，应限制食用。在选择食用油时，应该经常更换不同种类，混合搭配，科学使用烹调油，才更有利于学龄儿童脂肪酸的平衡摄入。

一看
透明度　　优质植物油透明度高，水分杂质少，无沉淀、无悬浮物

闻一闻油脂，应无刺激性气味　　二闻
油香味

三找
保质期　　尽量购买生产日期近的食用油，久放易酸败

食用油开封后应尽快食用，减少与空气接触时间，降低酸败的可能性　　四选
小包装

食用油选购妙招

27 如何挑选水产品？

水产品富含优质蛋白质、脂类、维生素和矿物质。《中国学龄儿童膳食指南（2022）》建议选择鱼类优先于畜禽肉类，推荐 6~10 岁、11~13 岁、14~17 岁的学龄儿童每天分别摄入 40 克、50 克、50~75 克水产品。

以鱼类为代表的水产品的脂肪含量相对较低，且多由不饱和脂肪酸组成。鱼类的多不饱和脂肪酸多为 $n\text{-}3$ 系列，如二十碳五烯酸（EPA）和二十二碳六烯酸（DHA），可以促进儿童大脑及认知发育。

此外，水产品硒、锌、碘等营养素的含量较高，如牡蛎和扇贝中含有丰富的锌，河蚌和田螺含有较多的铁，均为儿童生长发育过程中不可或缺的矿物元素。家长可依据上述特点，为孩子选购水产品。

常见鱼中的 EPA 和 DHA 含量

食物名称	脂肪（克）/100 克可食部	占总脂肪酸的百分比 /%	
		EPA	DHA
河鳗	10.8	2.6	6.2
鲯鱼	2.2	3.6	4.2
带鱼	4.9	1.9	5.3
大黄花鱼	2.5	2.7	5.1
海鳗	5.0	3.7	8.3
三文鱼	15.8	3.5	4.9

资料来源：《中国食物成分表标准版（第 6 版 / 第二册）》。

水产品选购原则：

（1）选购来源可靠且无非法添加物或不法加工的水产品。

（2）鱼表面紧致有光泽，黏液清澈，眼睛明亮突出，鱼肚子紧致无肿胀，气味新鲜。虾壳青绿，眼突，味腥，肉弹，体光，弯曲度自然，头身连接紧。

（3）如果品质可靠，冷冻水产品也是不错的选择。

（4）不推荐学龄儿童食用生鱼片，熟吃更安全。

28 牛奶好还是豆浆好?

《中国居民膳食指南（2022）》推荐"多吃蔬果、奶类、全谷、大豆"，牛奶和大豆及其制品的营养各具特点，均是值得推荐并实现食物多样的重要选择。

豆浆与牛奶营养成分含量对比

营养成分	豆浆/100 克	牛奶/100 克
蛋白质/克	3	3.3
脂肪/克	1.6	3.6
碳水化合物/克	1.2	4.9
钙/毫克	5	107
钾/毫克	117	180

资料来源：《中国食物成分表标准版（第 6 版／第一册）》。

牛奶营养成分全、比例佳、易消化，是营养价值较高的动物性食物，经常饮用牛奶对学龄儿童的生长发育具有多种健康作用。豆浆属于大豆制品，含有丰富的蛋白质、不饱和脂肪酸等营养素。大豆蛋白质的必需氨基酸组成和比例与动物蛋白相似，也有较高的营养价值。豆浆中蛋白质含量与牛奶相当，脂肪含量约为牛奶的一半，不饱和脂肪酸含量比牛奶高，但钙、钾、维生素 A 等含量低于牛奶；豆浆中的特有营养物质包含大豆异黄酮、植物固醇、大豆皂苷等多种植物化学物以及膳食纤维。对于乳糖不耐受或乳蛋白过敏等不宜饮用牛奶的儿童，豆浆可作为理想选择之一。

基于上述营养特点，牛奶与豆浆搭配饮用有利于学龄儿童更全面地摄取营养物质，保障学龄儿童的生长发育和身体健康。

29 喝矿泉水好还是纯净水好?

学龄儿童生长发育迅速，代谢旺盛，足量饮水是身体新陈代谢、物质交换、营养输送、体温调节以及废物排泄等的重要保障。矿泉水和纯净水都是学龄儿童日常饮用水的重要来源，二者对健康的影响存在一定区别。

矿泉水是指从地下深处自然涌出或钻井采集的，含有一定量的矿物质或其他成分的未受污染的水。矿泉水的水源不同，矿物质含量也不同，但一般高于自来水。值得家长和小朋友注意的是，一定购买正规品牌和正规渠道的矿泉水产品，不达标的矿泉水可能含有过多的钠和硫酸盐等，对健康不利。

纯净水是通过适当的加工方法将符合生活饮用水卫生标准的水处理为不含任何添加成分的纯水，可直接饮用。纯净水在加工过程中不仅过滤了有害细菌和杂质，也过滤了有益微生物和微量元素钙、镁、氟、硒等，因此，矿物质含量显著低于矿泉水和自来水。学龄儿童处于生长发育关键期，对营养素的相对需要量甚至高于成年人，建议不要长期饮用没有矿物质元素的纯净水。

矿泉水、纯净水与自来水均属于白水，学龄儿童可根据上述特点选用，做到每日足量饮用清洁卫生的白水，定时、少量、多次饮水，不用含糖饮料代替白水。

学龄儿童一日饮水时间及饮水量建议

时间段	时间	饮水	
		饮水量 / 毫升	建议饮水类型
起床后至早餐前	6:00~8:00	100~200	白水
早餐后至午餐前	8:00~10:00	100~200	薄荷 / 柠檬水或白水
	10:00~12:00	100~200	薄荷 / 柠檬水或白水
午餐	12:00~14:00	100~200	白水
午餐后至晚餐前	14:00~16:00	100~200	薄荷 / 柠檬水
	16:00~18:00	100~200	薄荷 / 柠檬水
晚餐	18:00~20:00	100~200	白水
睡前	20:00~22:00	100~200	白水

资料来源：《中国学龄儿童膳食指南（2022）》。

30 如何选购鸡蛋？

鸡蛋是我们最熟悉不过的食物了，它营养价值高，吃法多样。鸡蛋所含蛋白质、脂类、矿物质和维生素等较为均衡，尤其蛋白质组成和必需氨基酸含量与人体所需非常接近，而且易被人体吸收利用。鸡蛋中丰富的磷脂和固醇等也是儿童生长发育过程中不可或缺的营养物质。

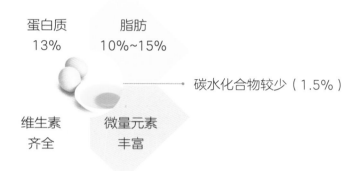

蛋白质 13%

脂肪 10%~15%

碳水化合物较少（1.5%）

维生素 齐全

微量元素 丰富

鸡蛋中的营养素

市售鸡蛋品种繁多，有红皮蛋、白皮蛋，还有洋鸡蛋、土鸡蛋、乌鸡蛋等。从营养成分上看，土鸡蛋和普通鸡蛋的营养成分并无较大差别。采购鸡蛋时，是否优先选择土鸡蛋，各凭喜好——从营养健康的角度看，不用刻意购买价格高的鸡蛋，其实更重要的是一定要挑选新鲜鸡蛋。从给学龄儿童补充营养的角度看，不在于吃哪种鸡蛋，而在于科学规律的吃法，如坚持每天吃一个水煮蛋。从食物安全的角度说，家长购买鸡蛋时一定要从正规经销商处购买；盒装鸡蛋看清生产日期；挑选散装鸡蛋时，应注意蛋壳坚固完整、颜色鲜明、气孔明显，那些表面附有一层霜状粉末、手感不是特别滑的鸡蛋一般更新鲜。

31 如何点外卖更健康？

学龄儿童也常会接触到外卖或在外就餐，他们需要在家长指导下了解如何点餐更营养、更健康。

外卖及在外就餐应纳入学龄儿童一天的膳食计划	家长应根据一段时间内就餐频次、食物种类和数量调整其他餐次用餐计划，保证能量平衡、膳食合理，做到营养配餐、健康生活。
学会挑选主食，不忘全谷物	在点外卖时主食要注意选择含有全谷物的主食，包括杂粮或杂豆。
少油炸、注意荤素搭配更健康	多人就餐，可以先点蔬菜，按 3:1 或 2:1 比例搭配肉菜，以清淡为主，少选油炸食品，同时注意搭配水果和奶。
不要大份量，适量不浪费	学龄儿童用餐时，选"小份"可以让孩子吃到品种更多、营养素来源更加丰富的食物。
提出少油、少盐健康诉求	在点外卖时，可以向餐厅提出少盐、少油、少糖等健康诉求。

让孩子走进厨房，掌握做健康饭菜的本领，享受营养与美味！

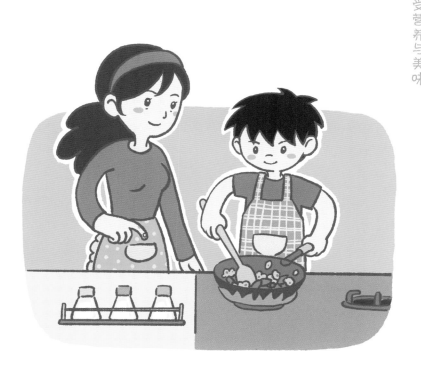

三、烹饪篇

32　烹饪时有哪些注意事项?

《中国学龄儿童膳食指南（2022）》建议，学龄儿童主动参与食物选择和制作，提高营养素养。作为家长，指导孩子参与烹饪，不仅可以满足孩子的食欲，更是增添家庭生活乐趣的好途径。那么，烹饪时有哪些注意事项呢?

烹饪食物的卫生是第一要务，因此，不可忽略的是要让孩子养成在烹饪前清洗双手的良好习惯，以避免将细菌带入食材以及饭菜中。七步洗手法可以很好地帮助我们完成双手的清理。

掌心搓掌心

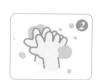

手指交错，掌心搓掌心

手指交错，掌心搓手背，两手互换

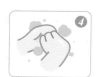

两手互握互擦指背

指尖摩擦掌心，两手互换

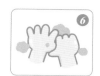

拇指在掌中转动，两手互换

洗手腕、手臂，揉搓手腕、手臂，双手交换进行

请注意:
①每步至少来回洗五次
②尽可能使用专业的洗手液
③洗手时应稍加用力
④使用流动的洁水
⑤使用一次性纸巾或已消毒的毛巾擦手

让孩子了解，食物原料需要根据不同特点进行清洗、胀发、切配等前期处理。

清洗食物原料可以减少微生物、泥沙杂物以及农药残留，但清洗的过程中也会有一些水溶性营养素流失。因此，淘米时，应该尽量减少淘洗次数，一般 2~3 次为宜，尽量不用流水冲洗或用热水淘洗，不宜用力搓洗，以减少维生素 B_1、蛋白质的流失；蔬菜等需要切配的食物，应先洗后切，不在水中浸泡，洗去泥渣异物即可，可更多保留蔬菜中维生素 C 及矿物质。

还需要让孩子知道，切好后的蔬菜和水果尽量不再用水冲洗，且不要搁置太长时间，避免其结构被破坏后与空气接触面加大，造成有益成分氧化破坏、食物变色发黄。

另外，孩子如果能了解一些烹饪前的预处理方法，可以帮助改善食材口味、保护食物营养成分，会更能增加他们参与食材准备的乐趣。例如很多食材烹饪前先焯水，大块的畜肉、禽肉焯水可以去除肉中的血水、腥味，还能避免炖煮过程中产生大量浮沫。烹饪肉类时加一点姜片、料酒、花椒等，更有助于去腥。

根据想吃食物的特点，做好各项准备，赶紧邀请孩子们开始烹饪吧！

33　如何学习烹饪更高效?

从 2022 年开始，教育部印发的《义务教育课程方案》中将劳动从综合实践课程中独立出来，并把烹饪和营养摆到突出位置。烹饪与营养已经成为义务教育劳动课程的"四个任务群"之一。学龄儿童通过学习烹饪，可以了解食物营养，认识营养与健康的关系，进而传承中国饮食文化，更好地养成健康饮食观念。

《中国学龄儿童膳食指南（2022）》特别强调学龄儿童应主动参与食物选择和制作，提高营养素养。学龄儿童的家长应该主动让孩子参与食材选择，创造机会和孩子一起去农场、超市和市场，通过实践让孩子认识食物，学会选择和搭配食物，了解食物安全常识，承担力所能及的择菜等劳动；学习阅读食品标签，选择健康食品；在外就餐时，鼓励孩子参与点餐，了解食物搭配以及不同食材适宜的烹饪方法。

家长还可以让孩子熟悉厨房，参与制作。比如在家长的监护下，和家人一起参与准备和制作食物，进而了解安全用火、用气和用电；知晓食物的适宜储存方法，减少食物变质浪费；了解如何清洁不同食材，掌握先洗后切、适宜切制、生熟分开的道理；学会简单的食物搭配，色、香、味如何融为一体；动手烹饪几种简单食物；主动清洁餐具，分类垃圾等。

家长有责任为孩子营造亲子烹饪环境，言传身教，充分地让孩子们体验烹饪、感受节俭、沐浴亲情、热爱生活。

34 蔬菜是先切好还是先洗好？

准备烹饪时，当你先把菜根切掉，然后把食物切成段、片成片或者切成丝后再去清洗时，你是否认为这样做更卫生、更科学？其实不然，应该先洗后切。

首先，新鲜蔬菜是维生素 C 等水溶性维生素以及多种矿物质的重要来源，上述营养素的特点是较易溶于水。如果切后再洗，水溶性维生素和矿物质就会从蔬菜的切口处流失一部分，营养损失较多。

其次，将蔬菜切开后再清洗，蔬菜表面的农药残留和灰尘可能随水流从切口处进入蔬菜内部，反而造成清洗不佳或反复污染。

最后，切完再洗也在一定程度上增加了洗菜的工作量，降低了烹饪效率。此外，将蔬菜洗净后，现切现烹、现做现吃，减少放置时间，可最大程度地保留蔬菜中的营养素。

35 蔬菜怎样烹调更健康？

蔬菜中的营养成分除了受品种、产地、季节等因素的影响，还与烹调加工过程中的洗涤方式、切碎程度、用水量、pH 值、加热温度及时间等有关。根据不同蔬菜的特性选择适宜的加工处理和烹调方法，可以较好地保留蔬菜中的营养物质。

洗净生食

西红柿、黄瓜、生菜等可生吃的蔬菜应尽量在洗净后直接食用，以较好地保留新鲜蔬菜中的营养素。

焯水断生

菠菜、苋菜、鲜笋、茭白、苦瓜等蔬菜草酸含量高，香椿的亚硝酸盐含量高，鲜黄花菜、扁豆、豆角生吃有毒，而西蓝花、木耳等蔬菜容易残留农药，这些在烹饪前焯水更有利于健康。

开汤下菜

掌握适宜温度，水开后蔬菜再下锅即可改善口感，又能最大程度地保持营养。

急火快炒

缩短蔬菜加热时间是避免更多营养素损失的有效办法，但四季豆等需要依靠烹煮熟透以破坏食物本身的抗营养物质之类的食物，则需要充分加热。

即烹即食

烹调好的蔬菜应尽快食用，现做现吃，避免反复加热。

36 如何做到"减盐不减味"？

俗话说，"好厨子，一把盐"，这句话提示了盐对于调味的重要作用。我国居民的饮食习惯中食盐的摄入量普遍偏高，对健康带来了不利影响。《中国学龄儿童膳食指南（2022）》中建议 6~10 岁学龄儿童每天摄入食盐量不超过 4 克，11 岁以上学龄儿童每天摄入食盐量不超过 5 克。那么，是否有减盐不减味的小妙招？

第一，清淡口味早养成。"咸"或"淡"从本质上来说，与个人口味直接相关。培养儿童从小养成清淡口味（详见问题 11：如何培养"清淡"口味？），是"减盐不减味"的第一要务。

第二，以鲜代咸。选用新鲜食材，并在烹饪时尽量保留食物的本来味道，以降低使用食盐增味的需求。巧用不同味道天然食材的搭配，以减少对咸味的依赖，有效减少盐的用量，如使用富含鲜味香气的西红柿、蘑菇、芹菜、香菜、洋葱等食材提高菜肴的鲜香味，或是烹调时使用花椒、八角、辣椒、葱、姜、蒜等天然调味料增味。

第三，巧用烹饪法。烹制菜肴时等到快出锅时或关火后再加盐，可以减少食盐用量。炖、煮菜肴，由于汤水较多，更要减少食盐用量。对于健康人群，使用低钠盐代替普通食盐，也是减盐不减味的一个选择。

第四，学会看营养标签。一些加工食品虽然吃起来咸味不重，但在加工过程中都添加了食盐，如挂面、面包、饼干以及腌制食品等。在日常饮食中减少或以无盐食物替换该类食品，可以有效帮助减盐。选择盐和酱油时，可以通过选择低钠盐、减盐的酱油等调味料，既满足咸味的需求，又减少钠的摄入。

37 如何烹饪才少油？

《中国学龄儿童膳食指南（2022）》推荐学龄儿童每日摄入 20~30 克食用油。食用过多食用油会增加学龄儿童超重肥胖、高血压、血脂异常甚至心血管疾病等的风险。

家长要让孩子练习和学会估量油的多少，烹饪用油定量取用，逐步养成少油的习惯，最好变成自觉行为。

多选择蒸、煮、炖、焖、水滑、熘、拌等烹调方法，可以减少用油量。蒸菜方便制作，不仅可以很好地保留食物营养成分，也较少用到油和盐。凉拌菜也具有油脂少、天然营养多、盐分少等特点。烹饪肉类时可以用低、中火"压榨"出动物脂肪，尽量利用动物食物本身的油脂，以减少烹调油的额外添加。即便是炒素菜，也应控制油量，以防成为"高脂菜肴"。

尽量少用煎、炸、烧烤等烹饪方式，如做煎炸类食物，可以选择微波炉、空气炸锅、真空低温烹调机等新型烹饪工具，大人、小孩操作起来都很简单，也极大地减少了油脂的使用和摄入量，既环保又健康。

38　如何解冻食材？

　　冷冻通常被认为是保持食品的感官性状、营养质量以及食品长期保藏的最好方法，不过在解冻期间各种水溶性的营养素（糖类、水溶性蛋白、氨基酸、维生素和微量元素等）会有不同程度的溶出流失。"快速冷冻，缓慢融化"是减少冷冻动物性食物营养损失的重要措施。缓慢解冻有利于冻结晶体以汁液的形式重新渗透回到组织内部，从而有利于保持食物原有的风味和营养。如果解冻速度太快，则细胞内容易形成尖锐的冰晶扎破细胞膜，导致细胞液流失。

　　以下解冻方法可以根据时间和食材需要进行选择：

冷藏室解冻	冷水解冻	微波炉解冻
把食物从冷冻室提前拿出来放到冰箱冷藏室缓慢解冻，这种解冻方法需要提前算好时间，一般需要一个晚上才能完全解冻。	在流动的冷水下冲洗食物，或者带防水包装泡在水里解冻。需要每30分钟换一次水，以持续保证低水温解冻食物。	使用微波炉进行解冻。这个方法效率最高，但是需要控制时间，不然可能解冻完了肉也已经熟了。

食物解冻注意事项：

　　无论哪种方式，食物解冻时间都不宜过长。冷水解冻和微波炉解冻的食物解冻完需要尽快进行下一步烹饪处理，如下锅或者腌制，注意不要在室温下放置超过 1 小时。

　　不要直接暴露在室温下解冻，也不要直接放在案板上或桌面上解冻，避免沾染繁殖快速的细菌，以及减少交叉污染其他餐具和食物。

　　食物解冻后不要再次冷冻，反复冷冻 - 解冻会破坏细胞结构，影响食物的口感，也会增加交叉污染的风险。

　　在将食物冷冻之前，我们还可以把食物分成每次要吃的分量，用保鲜袋分装冷冻，每次吃多少解冻多少。

39 放盐越早越好？

无论从口感还是营养方面，做菜放盐都不是越早越好，除了有特殊需要的制作方式和食材，烹饪大部分菜肴时晚放盐更加有利于食物营养成分的保留以及学龄儿童的身体健康。

制作凉拌菜时，放盐过早、过量不仅会使汁液外溢，失去脆感，也不利于身体健康，应在食用前放盐，这样凉拌菜会更脆爽、可口。烹制菜肴时，晚点放盐或起锅前再放盐，此时盐分尚未深入食材内部，但舌头上照样能感觉到咸味，这样就可以在减少盐的用量的情况下，达到同样咸度。晚放盐还有利于减少维生素 C 的损失，可谓一举两得。

40 慢火煲汤时间越长越好？

一餐饭中，如果有一碗热气腾腾的鲜汤，更容易使人胃口大开。汤中含有的多种挥发性风味物质协同产生了汤的风味。小火炖煮，并适度加长煲汤时间，有助于食材中营养物质的释放，但随着时间延长，部分营养素的损失也会越来越多。

那么，慢火煲汤的时间如何掌握呢？

蔬菜煲汤

煲汤食材是蔬菜，煲汤时间越久，维生素 C 和 B 族维生素损失就越多，所以蔬菜煲汤，煮熟即可。

鱼肉类煲汤

煲汤食材是鱼、禽畜肉类等时，慢火煲汤能使肉类食材的一部分蛋白质逐渐水解，汤中的蛋白质确实有所增加，但肉汤中的营养成分只有肉中的 1/10 左右或更低，不如吃肉更实在。不仅如此，煲汤时间太长，小分子的风味物质易流出损失，鱼汤只剩下鱼腥味，肉也过于烂软，口味就会大打折扣。

慢熬骨汤能补钙？骨头中的钙，大多数以羟基磷灰石形式存在，在水中基本不溶解。因此，同等分量的骨汤中的钙含量不足牛奶中的 1%，牛奶补钙的效果比骨汤好太多。

骨头煲汤

因此，我们不必为追求汤的营养而刻意延长煲汤时间。兼顾营养与口味，大多数的煲汤时间以 1~2 小时为宜，棒骨类一般在 3 小时，特殊食材可根据实际情况延长炖汤时间。使用高压烹饪可以缩短煲汤时间，另外，煲汤时，蔬菜（尤其是叶菜类）应该最后再放入。

41　厨余垃圾如何分类？

我们日常生活中的垃圾，主要分为四大类：可回收物、有害垃圾、其他垃圾以及厨余垃圾。

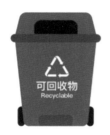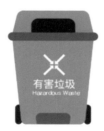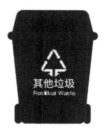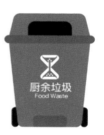

厨余垃圾是指容易腐烂的食物残渣、瓜皮果核等含有机质的生活垃圾，根据 GB/T 19095—2019《生活垃圾分类标志》，厨余垃圾包括家庭厨余垃圾、餐厨垃圾、其他厨余垃圾。厨余垃圾含水率高、含盐量高、有机质含量高、热值低，如果未经分类就和其他生活垃圾混在一起扔掉，那么在填埋、焚烧以及堆肥处理的过程中就会造成各种各样的环境问题。

厨余垃圾的投放要求：厨余垃圾应当滤除水、油后在指定时间段投放至专用收集容器，被污染的卫生纸、保鲜膜、塑料袋等属于其他垃圾，应避免与厨余垃圾混在一起；如果使用一次性收纳袋装纳家庭厨余垃圾，应当将收纳袋另行投放至其他垃圾收集容器，即"拆袋投放"；较坚硬不易粉碎的大骨头或果壳应该投放到其他垃圾收集容器。

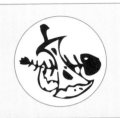		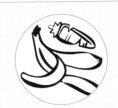
家庭厨余垃圾	餐厨垃圾	其他厨余垃圾
家庭日常生活中产生的菜帮、菜叶、瓜果皮壳、剩菜剩饭、废弃食材等易腐性垃圾	相关企业和公共机构在食品加工、饮食服务中，产生的食物残渣、食品加工废料和废弃食用油脂等	农贸市场、农产品批发市场产生的蔬菜瓜果垃圾、腐肉、肉碎骨、水产品、畜禽内脏等

厨余垃圾的分类

垃圾是放错地方的资源，让垃圾变废为宝、再次发挥价值，离不开我们每一个人的努力。应该从小培养学龄儿童的垃圾分类意识，了解垃圾分类知识，养成垃圾分类习惯，准确投放于对应的垃圾容器。

选对零食，零食也可以是孩子的健康选择。

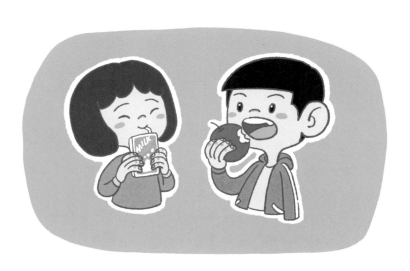

四、零食篇

42 如何选择零食更健康?

家长需要帮助学龄儿童了解营养知识,知晓零食特点,学会挑选健康零食,以便孩子养成良好的饮食习惯。

正餐为主,零食少量。 零食可以在正餐为主的基础上适当摄入,但不能代替正餐,也不应影响正餐,零食提供的总能量不应超过每日摄入总能量的10%。

选择新鲜食物,优选水果、奶类和坚果。 选择天然新鲜、干净卫生、营养价值高、正餐不容易包含的一些食物作为零食较为适宜,如原味坚果、新鲜水果、奶及奶制品、大豆及其制品等。

少吃高盐、高糖、高脂肪及烟熏油炸零食。 辣条、薯条、薯片等这样的零食如果吃多了会影响孩子吃正餐,能量超标的同时,孩子身体所需的蛋白质和维生素等却没吃够。烟熏油炸类零食通常含有对人体有害的物质。

不喝或少喝含糖饮料,不喝含酒精、含咖啡因饮料。 过多饮用含糖饮料容易导致学龄儿童偏食、挑食,摄入过多的能量,还会增加龋齿、肥胖、高血压、脂肪肝和糖尿病的风险。应该尽早教育学龄儿童认识酒精的危害,不喝含酒精饮料。咖啡因成分会对儿童大脑发育和功能产生负面影响,12岁以下儿童应禁止摄取咖啡因,不喝浓茶、咖啡等含咖啡因的饮料。

注意食品安全,会看营养标签。 购买零食前要观察保质期、感官和卫生状况,不吃街头零食,避免因食用不卫生的食物引起中毒及胃肠道疾病。家长要引导学龄儿童学会阅读营养标签,了解不同零食的营养特点,选择营养和卫生的零食,养成良好饮食习惯。

科学选择吃零食的时间。 吃零食的时间不宜离正餐时间太近,可以在两餐之间吃零食。吃零食和正餐最好间隔 1 小时以上，看电视或其他视屏时间以及玩耍时不宜吃零食，睡前半小时最好不要吃零食。吃完零食要及时漱口，保持口腔清洁和牙齿健康。

零食推荐食用种类

	营养特点	食用频率	零食举例
可经常食用	低盐、低糖、低脂	每天都可适当食用	奶及奶制品：牛奶、酸奶、奶粉等 新鲜蔬菜：西红柿、黄瓜等 水果：苹果、梨、柑橘等 谷薯类：煮玉米、全麦面包、红薯、土豆等 蛋类：煮鸡蛋、鹌鹑蛋 原味坚果：瓜子、核桃、榛子等 豆制品：豆浆、豆腐干等
限制食用	高盐、高糖、高脂	偶尔或尽量少	糖果、油炸食品、薯片、含糖饮料、腌鱼干、盐渍食品、水果罐头、蜜饯等

资料来源：《中国居民膳食指南（2022）》。

43 怎样吃坚果不发胖？

坚果包括树坚果和果实种子，树坚果常见的有核桃、扁桃仁、杏仁、腰果、开心果、松子、榛子等；果实种子常见的有花生、葵花子、南瓜子等。坚果的特点是能量较高，且富含不饱和脂肪酸和维生素 E 等营养素，适量摄入有益健康，但应从三餐中扣除相应能量的食物。

经常吃，不过量。建议 6~10 岁学龄儿童每周摄入坚果 50 克，11 岁以上学龄儿童每周摄入 50~70 克，即每天 10 克左右；相当于每天带壳葵花瓜子 20~25 克（约一把半），或花生 15~20 克，或核桃 2~3 个。

首选原味坚果。在选购坚果时，最好选择原味的，配料表越简单越好，少选油炸、盐焗、糖焗，以减少额外的油、盐及糖的摄入量。

巧食坚果。坚果既可以作为学龄儿童两餐之间的零食，营养、美味且可充饥；还可以作为烹饪辅料，如果仁菠菜、西芹腰果、腰果虾仁以及五谷杂粮粥等，与正餐搭配食用。

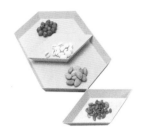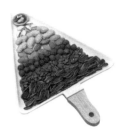

44 奶酪是健康的零食吗？

奶酪是一种营养价值很高的乳制品，是孩子的健康零食。《中国居民膳食指南（2022）》推荐的儿童零食包括"奶和奶制品（液态奶、酸奶和奶酪）"。

奶酪中含有丰富的钙和酪蛋白。酪蛋白是一种优质蛋白质，很容易消化吸收和利用。即使是乳糖不耐受的学龄儿童也可以放心吃奶酪。

原制奶酪的配料表一般很简单，第一位是牛奶、羊奶等各种鲜奶，其次通常是辅助发酵的酶或菌。不过很多人可能吃不惯天然奶酪的味道。为了满足口感，有些再制奶酪会额外添加糖、盐等。家长给儿童挑选再制奶酪时，请注意营养成分表，选择碳水化合物、脂肪和钠含量相对更低的。奶酪虽有营养但也不能吃太多，对于学龄儿童来说，每天可以食用奶酪 2~3 片，奶酪三明治、奶酪蔬菜沙拉等都是孩子不错的食物搭配。

45 可以用乳饮料代替纯牛奶吗？

乳饮料不能代替纯牛奶。

奶制品营养丰富，是钙和优质蛋白的良好食物来源，学龄儿童应每天至少摄入 300 克液态奶或相当量的奶制品。乳饮料不属于奶制品，营养价值与奶制品相差甚远。

乳饮料是以乳或者乳制品为原料，加入水及适量辅料经配制或发酵而成的饮料制品。主要分为配制型含乳饮料、发酵型含乳饮料和乳酸菌饮料。家长和小朋友在选购时可以看到，含乳饮料的配料表中水往往排在第一位，含量最高，其次才是生牛乳、果粒、糖等其他成分。除此之外，一般还含甜味剂、酸味剂、果味剂、防腐剂等。因此，乳饮料的营养价值较低；而纯牛奶的配料表中第一位则是生牛乳。

从营养角度来看，乳饮料的蛋白质含量相对牛奶较低，一般只能做到不低于 1.0%（乳酸菌饮料不低于 0.7%），而纯牛奶的蛋白质含量均不得低于 2.9%。若用乳饮料代替牛奶，不仅不能满足学龄儿童每天对钙和蛋白质的需求，长期饮用还会因为高含糖量增加学龄儿童患龋齿的风险。

46　可以用果汁代替新鲜水果吗？

果汁不可以代替新鲜水果。

作为大自然的馈赠，水果种类丰富，汁多味美且营养价值高，富含维生素、矿物质、膳食纤维和植物化学物，学龄儿童应该天天吃水果。《中国学龄儿童膳食指南（2022）》建议，6~10 岁学龄儿童每天水果摄入量为 150~200克；11~13 岁学龄儿童每天水果摄入量为 200~300 克，14~17 岁学龄儿童每天水果摄入量为 300~350 克。

果汁是由水果压榨去掉残渣制成，加工过程会使水果中的维生素 C 与空气中的氧气接触，导致迅速氧化，其他维生素、膳食纤维等水果中原本含量丰富的营养成分都会有一定量的损失。

若用果汁代替新鲜水果，会对儿童的健康产生诸多不利影响。例如，3个橙子榨一杯果汁，其中的糖含量就比吃 1 个橙子高不少，一饮而尽之时不自觉的就会摄入过多能量，同时还会增加学龄儿童龋齿的风险。长期用果汁代替水果，还易使学龄儿童牙齿缺乏足够锻炼，面部皮肤肌肉力量变弱。

市面上销售的果汁饮料更加不能用来代替新鲜水果。从配料表来看，果汁饮料除了果汁外，往往还添加了水、糖、香精和添加剂等，并不能满足学龄儿童对健康和营养方面的需求。

无论是从健康还是营养角度出发，都不建议用果汁代替新鲜水果。若因水果外出需方便携带，或者由于各种原因水果供给不足时，可以用适量果汁等制品代替。

47 "0蔗糖"就是无糖吗?

生活中我们经常会见到不少标识"0蔗糖"的产品，给人造成的感觉是"0蔗糖"就是健康食品的代表，实际上未必如此。《中国学龄儿童膳食指南（2022）》建议，学龄儿童少喝或不喝含糖饮料。很多饮料宣称的"0蔗糖"并不代表无糖。常用的白糖、绵白糖、冰糖、红糖都是蔗糖，而蔗糖只是众多添加糖中的一种。标识"0蔗糖"只代表未添加蔗糖，但不代表不包含除了蔗糖以外的其他糖类，而且其他糖类的升糖指数不一定比蔗糖低，甚至可能提供过多的能量。

根据我国食品安全国家标准《预包装食品营养标签通则》（GB 28050—2011）的规定，"无糖"是指每100克固体或每100毫升液体食品中的含糖量不高于0.5克。

因此，"0蔗糖"只说明不含蔗糖，不一定是无糖，甚至不一定是低糖。两者概念不同，家长和小朋友在选择的时候不要混淆。否则一不留神，孩子长期选择或过度摄入这些所谓的"0蔗糖"食品，会容易引起肥胖、龋齿等疾病。

我们应该怎样判断是否无糖呢? 一看配料表，如果配料表中有玉米糖浆、麦芽糖、葡萄糖、果葡糖浆、蜂蜜等原料，说明它仍然是有糖的。二看营养成分表，营养成分表会标注每100克或每100毫升产品中碳水化合物的含量及能量情况。部分食品或饮料的营养成分会单独标注"糖"的含量，这有助于我们判断所购买的产品是否真正无糖。

48 如何做到少喝或不喝含糖饮料?

含糖饮料是指在饮料制作过程中人工添加糖，且含糖量在5%以上的饮料。对于学龄儿童来说，含糖饮料是摄入添加糖的一个主要渠道，《中国居民膳食指南（2022）》明确提出应控制添加糖的摄入量，每天不超过 50 克，最好在 25 克以下。那么，如何做到少喝或不喝含糖饮料呢？

认识危害

要让孩子充分认识到含糖饮料对健康的危害。市面上大多数含糖饮料中的糖在 8%~11%，有的甚至在 13% 以上，一瓶饮料的含糖量可能就超过了每日建议的添加糖的摄入量。经常饮用含糖饮料，容易引起学龄儿童偏食、挑食、能量摄入过多，还可增加患龋齿、肥胖、高血压、脂肪肝和糖尿病的风险。

学会选购

教会孩子看营养标签，尽量不选择和购买含糖饮料。在想喝饮料的时候可以选择来一杯牛奶或酸奶等代替含糖饮料，美味又营养；如果一定要喝饮料，选择无糖饮料，会相对好一些，但仍然建议尽量少喝，最好的选择是不要喝任何含糖饮料和有甜味的饮料。

鼓励多喝白开水

合理饮食，大量饮水，降低对饮料的渴望。家长要以身作则并鼓励学龄儿童多喝白开水，不喝或少喝含糖饮料，养成良好的饮水习惯；为孩子准备白开水，在想喝水的时候触手可及。

增加喝水乐趣

多找一些孩子感兴趣的事情，转移对饮料的注意力。不妨给孩子准备一个漂亮的杯子，在白开水里添加一点儿柠檬、苹果、山楂等，使没有味道的白开水有淡淡的水果味，不仅样子看起来很好看，而且孩子喝起来更有乐趣。

49　什么时间喝酸奶最健康？

《中国学龄儿童膳食指南（2022）》推荐，6~17 岁学龄儿童每天摄入 300

克奶与奶制品。酸奶是一种公认的健康食品，它能够为我们提供丰富的钙和蛋白质，更是那些乳糖不耐受者食用奶制品的首选。酸奶口感酸甜，很受学龄儿童喜爱。酸奶发酵后常含有益生菌，经过发酵，乳糖、蛋白质和脂肪会部分分解，更容易被人体消化吸收。经过发酵的酸奶，对人体健康益处良多，可以改善便秘和乳糖不耐症。

喝酸奶其实没有特别的时间限制。一般来说，饭后 30 分钟到 2 个小时之间喝酸奶效果最佳。很多家长和小朋友喜欢在饭后立刻再喝一杯酸奶，以起到助消化的作用。但是，酸奶本身也有能量且饱腹感比较强，因此在饱餐后再喝一杯酸奶，其实是在增加消化系统的工作负担，并不利于消化。长期如此，还容易导致肥胖。因此吃完饭间隔 1 个小时左右再喝酸奶更有利于消化吸收。

酸奶是食物中钙的良好来源，比起含钙量丰富的牛奶，酸奶中所含的乳酸与钙结合，更能起到促进钙吸收的作用。

一般不建议空腹喝酸奶，可以将酸奶融入学龄儿童的一日三餐，如早餐时可以将酸奶搭配面包、鸡蛋等一起食用，午餐时食用酸奶水果沙拉等，这样酸奶中的营养物质可以被有效地吸收。

50 什么时间不要吃冷饮？

天气热了，很多孩子都渴望吃冷饮。从健康的角度来看，吃冷饮不要忘记以下提示。

空腹时不要吃，空腹状态下吃冷饮容易刺激胃肠道，久而久之将诱发肠胃疾病。

饭前不要吃冷饮，冷饮的主要成分基本上是糖、奶类，这些物质有较高的能量，如果学龄儿童在饭前大量吃冷饮，会影响食欲和正餐的营养摄入，而且甜食摄入过多，不利于儿童营养均衡和身体健康。

饭后不要立即吃冷饮，饭后立即吃冷饮会刺激肠胃，极易导致腹泻。

学龄儿童在激烈运动完、大汗淋漓时不要立即吃冷饮，可能会引起头痛、胃痛、中暑等不良反应。

如果想解暑，高糖、高能量的冷饮并不是最佳的选择，温开水才是首选。如果一定要吃冷饮，应尽量在嘴里多停留一点时间，接近体温时再吞下，以免刺激咽喉、呼吸道和交感神经。

另外，要是实在想吃，最好在夏季午饭后 1 个小时左右再吃冷饮，避免冷热不均刺激胃肠道。

51　为什么要少吃"辣条"？

很多家长提到"辣条"都是眉头皱紧，苦口婆心劝孩子，可孩子却听不进去。要想让小朋友接受建议，还是要让他们弄明白为什么。

《中国儿童青少年零食指南（2018）》中针对 6~12 岁和 13~17 岁的学龄儿童都提出少吃高盐、高糖、高脂肪零食。辣条的配料表中，植物油、盐、白砂糖的排名都很靠前，还包括各种色素、香精、甜味剂、防腐剂等，这也决定了辣条的重口味和油腻的口感。1 包 60~70 克的辣条，含钠量就已经超过了学龄儿童一整天的钠参考摄入总量。不仅盐、糖、脂肪和能量很容易摄入过多，还会影响正餐的营养摄入。辣条除了迎合口感之外，营养价值非常低，不宜作为零食的选择。

另外，请大家注意，辣条的安全问题一直存在，"黑心作坊"、"三无产品"、违规添加剂等乱象丛生。如果实在想吃辣条，也请限量并找正规品牌，在食品安全有保障的前提下，偶尔解解馋也不是完全不行的。

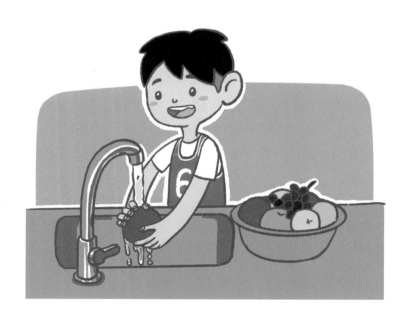

五、安全篇

52 你知道"食品安全五要点"吗？

如今，许多家庭都很关注食品安全，但有些家长不得要领，过于焦虑。家长和孩子不妨一起学习"食品安全五要点"，还可以互相监督。

食品安全五要点

1 保持清洁

我们的手上，厨房的抹布、案板、刀具上，都可能存在许多导致食源性疾病的微生物。所以，保证食品安全应做到饭前便后洗手，定期清洗、消毒餐具、厨具，避免虫、鼠接近厨房和食物。

2 生熟分开

生的肉禽蛋、海产品容易携带各类病毒、细菌、寄生虫，应和直接食用的乳制品、罐头、饮料、水果分开存放，避免交叉污染，处理生熟食物的案板、刀具应分开使用。

3 充分加热

当食物被加热到 70 摄氏度以上时，大部分有害微生物才可能被杀死。所以，建议不要生食肉类、海鲜等食物，熟食和剩饭菜再次食用前，要先确认未变质，再彻底加热食用。

4 安全储存

剩饭菜在室温下放 2 个小时以上，就可能引起微生物的迅速繁殖，但微生物在 5 摄氏度以下或 60 摄氏度以上时，生长速度会减慢甚至停止。所以，剩饭菜及易腐烂的食物，要及时放入冰箱冷藏。

5 挑对食材

尽量选择新鲜优质的食材，注意查看食品包装的完整性和保质期。使用安全、洁净的水处理和制作食物，水果、蔬菜等食物要在流动清水中清洗揉搓 30 秒以上，配合去皮、焯水等措施更能减少农药残留。

53 隔夜菜能不能吃？

从安全性和营养价值的角度来看，提倡家长和参与烹饪的学龄儿童在准备食物时，最好现做现吃，少吃隔夜菜，但隔夜菜也并非洪水猛兽，一口都不能吃。

一说到隔夜菜，很多家长的第一反应就觉得"有害"，理由是"剩菜里有亚硝酸盐"。一般来说，人体一次摄入 0.2 克亚硝酸盐才可能中毒，以菠菜为例，若想达到 0.2 克的量，需要吃近 30 千克的隔夜菠菜才行，所以一般人都不用担心隔夜菜的亚硝酸盐问题。而且少量的亚硝酸盐不会在体内蓄积，也无致癌风险。

关注亚硝酸盐的同时，也应注意隔夜菜的致病菌污染。即使剩菜放进冰箱低温保存，微生物依然会生长。特别是在不分餐的情况下，剩菜混着众人的口水，微生物总量相当可观。细菌多了则会带来更高的致病菌污染风险。

因此，不提倡吃隔夜菜，但偶尔吃一下问题不大，须注意：宁剩荤菜，不剩素菜，尤其是叶菜；预计吃不完的菜，提前拨出来，放入冰箱存放；吃隔夜菜前一定要充分加热，以起到杀菌作用；看起来变质、闻起来气味不好的隔夜菜，一定要扔掉。

54 反季节蔬菜和水果能不能吃？

应季蔬菜和水果是指按自然的环境、气候条件，种植、生长并成熟的蔬菜和水果。反季节蔬菜和水果一般是指大棚种植的蔬菜和水果，已经成为当今农产品市场上不可或缺的一部分食品，那么反季节蔬菜和水果究竟能不能吃呢？

很多人认为反季节蔬菜和水果不顺应自然生长规律，营养价值低，而且安全性得不到保证。农药残留、植物激素、营养流失等顾虑让人们对反季节蔬菜和水果充满疑惑。其实，符合我国食品标准的规范种植的反季节蔬菜和水果不存在安全性问题，可能口感和营养成分存在微小差异。一般来说，应季节蔬菜和水果是露地种植，有良好的通风、充足的日照、合适的昼夜温差，营养物质的合成、积累更充沛。而反季节蔬菜和水果多在大棚内生长，受到棚内光照、温度的制约，营养物质相对积累得少，口感和风味也会受到影响。

尽管如此，反季节蔬菜和水果依然很有价值，在冬春蔬菜和水果品种单一时，丰富着大家的餐桌，对补充营养、合理膳食发挥着重要作用。而且，随着农业技术的改进，反季蔬菜和水果中的维生素 C、有机酸含量等得以优化，营养品质得到提升。因此，建议日常挑选蔬菜和水果时优先选择当季、当地品种，而在蔬菜和水果种类稀缺的季节和地区，应以应季蔬菜和水果搭配反季节蔬菜和水果，每天摄入蔬菜 300~500 克、水果 200~350 克，从而保证营养摄入的均衡性。

55　吃水果应该去皮吗?

对于吃水果喜欢去皮的朋友来说，他们往往认为，果皮不干净，对健康不利。而对于不喜欢去皮的朋友来说，一方面可能纯粹因为懒得削，另一方面则认为果皮中含有很多营养物质，扔掉了很可惜。

从营养价值来看，苹果皮、葡萄皮等大多数常见可食用果皮，的确含有较多抗氧化物、膳食纤维，这些物质都对健康有益，去皮吃会损失一部分营养素。（研究发现，红富士苹果每克果皮的总酚含量是每克果肉的 3 倍左右，总原花青素含量是果肉的 7 倍左右，抗氧化活性为果肉 4 倍左右，去皮吃可能损失 1/4~1/3 的抗氧化成分。）

从食品安全角度来看，有人担心果皮存在人为涂蜡等问题。实际上，国家批准的一些食用蜡可限量用于水果表面的防腐处理，没有健康危害。但生活中也出现过不法商贩为牟利而使用工业蜡的情况，造成果皮含有铅、汞等重金属。

到靠谱的大型商超购买果蔬能降低食品安全风险，不必过于担心果皮安全性问题。带皮吃前，要清洗好果蔬外皮，先用流水冲一遍，然后浸泡 10~15 分钟，再用略带摩擦力的物质，比如盐，搓洗外皮，并且流水冲洗，彻底洗干净后才可以带皮吃。

56　吃鸡蛋，胆固醇会升高吗？

对孩子来说，鸡蛋是一种很有营养的食物，和牛奶一样，是学龄儿童每天都应该食用的。《中国居民膳食指南（2022）》建议，每天保证一个鸡蛋，吃鸡蛋不弃蛋黄。

有的家长可能会提出疑问——"听说鸡蛋胆固醇含量很高，对孩子有什么影响？"其实，胆固醇对人体来说是很重要的物质。人体约 25% 的胆固醇存在于大脑中，主要帮助维持"突触"的正常功能。"突触"好比连接不同神经细胞的"桥梁"，神经信号经过这些"桥梁"顺利传导，我们才能思考、学习、形成记忆。另外，体内很多激素都要以胆固醇为原料，如血液胆固醇含量过低，会影响正常新陈代谢。而且，近年来的诸多研究发现，食物中的胆固醇，对血液胆固醇含量的影响，仅占 25%~30%，并不是引起高胆固醇血症的主要因素，人体自身调节能力才是关键。

因此，每天吃一个完整的鸡蛋，不会增加孩子和成人发生心血管疾病的风险。对身体健康的青少年来说，每天吃两个鸡蛋也没问题。需要注意的是，最好的食用方式是蒸蛋、煮蛋。

57　喝牛奶会腹泻怎么办？

牛奶富含钙、优质蛋白质、维生素 A、维生素 B_2 等多种营养物质，对保持健康有不可忽视的作用。《中国学龄儿童膳食指南（2022）》强调，应天天喝奶。然而，不少孩子一喝牛奶就会腹胀、腹痛，甚至会拉肚子，以致对牛奶"敬而远之"。这种不适称为"乳糖不耐受症"。

乳糖不耐受，是指因为身体中没有充足的乳糖酶来完全消化牛奶中的乳糖，造成乳糖在肠道中堆积、被细菌利用，从而出现腹泻等症状的现象。

不要以为乳糖不耐受的孩子就不能喝牛奶了，通过一些方法可以很好地应对这个问题：少量多次饮用牛奶，不在短时间内大量喝，从每次 50 毫升喝起，就可以大大减轻肠鸣、腹泻、胀气症状，待肠道建立耐受后再慢慢加量，渐渐就能正常饮用牛奶了。空腹时，牛奶通过胃肠道的时间短，其中的乳糖不能很好地被小肠吸收，会较快进入大肠，加重乳糖不耐受症状。建议喝牛奶的同时吃一些全麦面包、饼干等淀粉类食物，或在正餐后1~2个小时内喝奶，可"稀释"乳糖浓度，减少对肠道的刺激。乳糖不耐受的孩子还可以选择酸奶或低乳糖、无乳糖的奶产品。

58 食品添加剂越多越不安全吗？

食品添加剂是指为改善食品品质、色香味，以及为防腐、保鲜、加工工艺的需要，加入食品中的人工合成或天然物质。全球批准使用的食品添加剂数量约15 000种，我国目前批准使用的有2300多种，常见的有抗氧化剂、膨松剂、着色剂、防腐剂、甜味剂、食品用香料等。可以说，没有食品添加剂就没有现代食品工业。只要是批准使用并遵守相关食品安全标准规定的用途和用量，都是安全的食品添加剂。

预包装食品是否使用食品添加剂，可以在食品标签上看到。一些仔细阅读食品配料表的家长和孩子会问："有的产品用了三四种增稠剂、两三种乳化剂、两三种色素，为什么要加这么多种？是不是添加剂品种越多，总量越大，越不安全？"

有时候，食品添加剂品种多，是食品感观和品质的需要。比如，食用合成色素有蓝色、黄色、红色三类，但没有绿色、紫色。蓝加黄就能调出绿色，蓝加红就能调出紫色。所以有些颜色的食品，至少要加入两种色素才能调出相应颜色。再比如，增稠剂刺槐豆胶、卡拉胶两者合理搭配，可形成柔软的胶冻，帮助冰淇淋拥有细腻柔滑的口感，如果单用某一种胶，不仅效果没那么好，用量还更多。

其实，我国在设定每种食品添加剂的最大使用量时，会考虑不同年龄、地区、性别的人群一天吃多种食品且长期食用的情况。因此，食品添加剂在规定的范围和用量下使用，不会造成摄入过量，也不会对健康产生危害。当然，家长如果很介意食品添加剂，希望最大限度减少摄入量的话，可以采购新鲜天然食材，多和学龄儿童一起在家做饭，少买加工食品。这需要高度的自律，并付出更多的时间和精力。

59　常喝纯净水容易缺钙吗？

纯净水一般是用符合生活饮用水卫生标准的水为原料，通过离子交换、反渗透、蒸馏等工艺制成，水中原来所含的一些微量元素，如钙、镁、铁、锌等矿物质会被过滤掉一部分。

人体获得钙的主要途径是一日三餐，通过喝水所能获得的钙，几乎可以忽略不计。世界卫生组织对喝水与补钙进行评估后认为：水中虽含有一些钙，但对人们获取钙的贡献很小，大部分钙还是要从食物中获得。缺钙最主要的原因可能是膳食钙摄入不足，与喝什么水无关。

纯净水中没什么钙，即使是矿泉水，钙含量高的也不过每升 30~40 毫克。按成年人每天喝两升水计算，最多只能喝进约 80 毫克钙。而一杯 300 毫升的牛奶，能提供约 300 毫克的钙，因此，想要补钙，多喝牛奶效果比较好。不论是矿泉水、白开水，还是纯净水，我们喝水的根本目的在于满足人体对水的需求。因此，家长不必太在意孩子的饮用水类型对钙的影响，最重要的是保障饮水的安全卫生和足量饮水。

60　如何清除果蔬上的农药残留？

为防治虫害，农户在果蔬生长过程中通常会施洒农药。多数农户都会按农药说明书科学使用，以满足国家对农药残留的标准要求。但也有一些农户认为用药量大就能提高害虫防治效果，随意加大施药量和用药次数，不遵守农药使用安全间隔期，导致农药残留量超标。家长和孩子在清洗果蔬时，如果未将残留的农药去除干净，长期摄入可导致农药成分或有毒代谢物在人体器官组织积存，进而影响自身和家人健康。针对不同果蔬，去除农药残留的方法有所不同，一般可分为以下几种：

<table>
<tr><td>储存法</td><td>农药在空气中随着时间的延长能缓慢分解，苹果、冬瓜等耐储存的果蔬可通过一定时间的存放，减少农药残留，一般 15 天左右，大部分农药残留会分解。</td></tr>
<tr><td>削皮法</td><td>对表层有蜡质的果蔬来说，水溶性农药难以穿透，脂溶性农药一般会被固定在蜡质层中。因此，去皮是去除农药残留的可靠方式之一，大约能去除 90% 以上。直接清洗去皮或浸泡 5~10 分钟后再去皮，农药残留去除效果接近，因此建议直接清洗后去皮，不用浸泡。由于苹果、黄瓜等果蔬去皮会流失一部分营养和风味，如抗氧化物、膳食纤维等，如果不想去皮，浸泡后在流水下搓洗、擦洗即可。</td></tr>
<tr><td>浸泡冲洗法</td><td>清水浸泡、流水冲洗是最基本的果蔬清洗方式，简单、廉价、适用面广。一般认为 5~15 分钟的浸泡效果较好，长时间浸泡对去除农药残留并没有好处。这是因为，浸泡时间过长，果蔬会重新将泡出来的农药吸附进去。一些不容易洗净的叶菜、水果，可通过加盐浸泡降低农药残留，但要杜绝浓盐水长时间浸泡。盐浓度过高，会破坏食物表面的细胞，使水中的有害物质渗入食物。我国使用的农药主要是有机磷，大部分有机磷农药遇碱后，会慢慢分解至失效，但碱水会带来新问题，比如将"敌百虫"转化为毒性更大的"敌敌畏"，因此不太推荐碱水浸泡。</td></tr>
<tr><td>焯水法</td><td>芹菜、菠菜、豆角等蔬菜，可通过焯水加热法，去除农药残留。热水中，农药溶解性增强，去除农药残留的效率比较高。但加热时间越长，营养流失越多。综合考虑，建议焯水 1~3 分钟为宜。</td></tr>
</table>

61　腌菜中的亚硝酸盐是怎么回事？

很多家长都听说过，腌制蔬菜里含大量亚硝酸盐，常吃会致癌。

腌菜中为何会有亚硝酸盐呢？腌菜是人们利用盐类的高渗透压和微生物

的发酵作用制作而成，在传统的储藏、发酵等过程中，硝酸盐容易被硝酸还原酶转化成亚硝酸盐。大量研究表明，在腌制几天到十几天之内，亚硝酸盐含量会达到高峰，但经过2~3周又会慢慢下降，20天后一般可以达到安全水平。需要警惕的是，短期腌制的"暴腌菜"，其中高水平的亚硝酸盐与微量的氨基酸分解产物结合后会产生致癌物"亚硝胺"，这是胃癌的诱因之一。所以，家长不要以为自家腌菜就一定安全。

选购腌菜时，一定要购买符合国家食品标准的腌菜。另外，家庭中偶尔吃一次还行，不要因为吃了腌菜而减少新鲜蔬菜的摄入。腌菜含盐量高，维生素含量大幅降低，学龄儿童常吃的话，可能养成重口味的饮食习惯，不利于生长发育，因此最好少吃。

62 如何避免四季豆引发的食物中毒？

四季豆又叫扁豆，是容易引起中毒的食物之一，主要因为其含有皂素、血细胞凝集素等天然毒素。摄入未煮熟的四季豆，引起中毒的潜伏期较短，一般不超过5个小时，主要表现为肠胃炎症状，如恶心、呕吐、腹痛、腹泻，伴有头晕、头痛、胸闷、心慌、出冷汗、胃部烧灼感等不适，病程一般为数小时或1~2天。

预防四季豆中毒的方法很简单，彻底煮熟焖透就可以破坏四季豆含有的毒素。如果焯水凉拌，需使四季豆失去原有的绿色、生硬感、豆腥味。炒四季豆时有3点需要注意：放入量不应超过锅容量的一半；用油煸炒后，加适量水，盖上锅盖，保持100摄氏度小火焖10分钟左右；用铲子翻动，使其均匀受热。

采购四季豆，以嫩的为宜，最好不买、不吃老四季豆。烹调前，最好把四季豆两头的尖及荚丝去掉，在水中泡15分钟。家长带孩子在外就餐时，如果吃到颜色鲜亮、翠绿、口感脆硬，甚至带有生味的四季豆，则务必要当心，警惕四季豆可能存在没有熟透的风险！此外，在外吃饭最好少点干煸四季豆，因为许多厨师为了节省时间和增加风味，可能采用高温短时油炸的方式烹调，过多食用也不利于孩子健康。

63　常见的有毒食物有哪些？

除了四季豆外，生活中还有一些食物含有天然毒素，学龄儿童学会辨别生活中常见的有毒食物十分必要。

（1）未成熟或发芽马铃薯：马铃薯含有毒性成分龙葵素，未成熟或发芽的马铃薯中龙葵素含量比成熟的马铃薯明显增多，避免食用未成熟或发芽的马铃薯。

（2）毒蕈：即毒蘑菇，食后可引起中毒，不要轻易品尝不认识的蘑菇。如果不慎误食有毒蘑菇，应及时采取催吐、洗胃、导泻等措施，并及时就医。

（3）葫芦科瓜类：部分葫芦科植物会产生发苦的葫芦素，会引起呕吐、腹泻、消化道出血等。如果吃到苦的丝瓜、西葫芦、瓠子等，应立即吐掉，停止食用。

（4）含氰苷类植物：木薯的块根、苦杏仁、苦桃仁、银杏果等果仁中含有氰苷类化合物，水解后会产生剧毒的氢氰酸。不要吃各种苦味果仁，银杏果要熟透才能吃，木薯食用前去皮。必须用清水充分浸泡，敞锅蒸煮后再食用。

（5）鲜黄花菜：鲜黄花菜中的秋水仙碱会在体内转换成毒性极强的二秋水仙碱，因此尽量不食用鲜黄花菜，去正规市场购买处理好的干黄花菜更保险。

（6）河豚：河豚肉鲜美，但多种河豚中含有毒性极强的河豚毒素，这种神经性毒素能使人神经麻痹、呕吐、四肢发冷，甚至心跳和呼吸停止。

（7）有毒贝类：贝类味道鲜美，但易引发食物中毒，这与水域中藻类大量繁殖有关。有毒藻类产生的毒素会被贝类富集，当人们食用贝肉后，毒素迅速释放并产生毒性作用。家长应去大型正规的市场购买贝类，以减少中毒的可能性。

64　加工食品的反式脂肪酸高意味着什么？

反式脂肪酸是一种"坏脂肪"。研究发现，长期过多摄入反式脂肪酸，危害包括但不限于以下几方面：升高低密度脂蛋白胆固醇（"坏"胆固醇），降低高密度脂蛋白胆固醇（"好"胆固醇），从而诱发动脉硬化，增加冠心病风险；

增加血液黏稠度，易导致血栓形成；在体内代谢速度较慢，易造成肥胖；干扰必需的脂肪酸代谢，影响学龄儿童的生长发育和神经系统健康；甚至和某些肿瘤的发病相关。

反式脂肪酸在天然食物中含量很少，比如我们吃牛羊肉、喝奶时，就会摄入微量天然反式脂肪。家长和孩子真正要防范的是，加工食品中的人造反式脂肪酸。如果在食品配料表中发现以下这些原料，就要高度警惕：带"氢化"二字，如氢化植物油、部分氢化植物油、氢化脂肪酸；带"黄油"二字，如植物黄油、人造黄油；带"酥"字，如起酥油、人造酥油、酥油；其他名称，如精炼植物油、植脂末、植物奶昔（油）、代可可脂、麦淇淋等。

我国从 2013 年开始，要求所有添加氢化植物油配料的食品，必须强制标注反式脂肪酸含量；只有低于 0.3% 的限量标准，才能合法标注为零。所以，家长和孩子如果在食品配料表中看到上述原料，而营养成分表中反式脂肪酸含量却标注为零，也不要觉得奇怪。

另外，我们也应关注菜肴中的反式脂肪酸。多数植物油长时间处于高温状态下，也会产生反式脂肪酸。建议家长尽量少给孩子吃油炸食品，少用油进行高温烹饪。如果非要煎炸，日常烹调时控制好油温，尽量在 150 摄氏度以下，不要等油冒烟了再下菜。

65 纯天然的食品就一定安全吗？

很多家长向孩子灌输这样的观点：纯天然的食物才是好的、安全的。但事实真的如此吗？纯天然的食品就一定安全吗？

其实，纯天然的食品基本上已经不存在了。随着化肥、农药和兽药的广泛使用，无论是天然生长还是人工培育，食品生长的大环境没有太大差异。一些手工制作的所谓"纯天然食品"可能含有较多的有毒有害物质。例如土蜂蜜，由于缺乏科学的加工工艺，土蜂蜜中往往存在超量的药物残留甚至其他杂质污染。而土法压榨花生油虽然闻起来特别香，但由于精炼环节少，产品中黄曲霉素超标的可能性较高。对于市场上一些号称"纯天然"和"零添加"的食品，有时可能只是商家们的一种营销手段，以"纯天然"误导消费者，反而侵犯了消费者的知情权和选择权等合法权益。

建议家长和孩子们优先选择未经过度加工的天然、低加工食品，比如全谷物、新鲜果蔬、巴氏消毒奶、不加糖的酸奶等。

66 转基因食品安全吗?

转基因食品是否安全，能否放心食用? 这是近年来公众广泛关注、争议巨大的一个热点问题。

转基因，即利用基因工程技术，将一种生物的一个或多个基因，转移到另一种生物体内，从而让后一种生物获得新的性状。简单来说，就是发现 A 类生物有一个缺点，B 类恰好没有这个缺点，于是考虑用一种手段，把 B 类生物负责不出现这个缺点的基因切下来，移植到 A 类生物体内，希望它发挥作用，这就是转基因。

整体而言，利用转基因技术培育具有抗虫、抗病、耐除草剂、优质、抗逆等优良性状的转基因作物，可减少农药使用量，降低劳动力成本，改革耕作栽培制度，提高农产品产量与质量。但需要注意，转基因技术与其他技术一样，本身是中性的，安全不安全关键在于如何利用和监管。任何技术都是"双刃剑"，运用得当便可以造福人类，误入歧途也能危害社会。

为了防范风险，转基因技术应用到食品生产领域获得的转基因生物及产品在上市前均需要进行严格的安全评价，通过安全评价、依法批准上市的转基因食品与传统食品同等安全。当然，每个人都可以自行选择是否接纳转基因食品。

67 冰箱怎么清理更卫生?

冰箱里除了美食，往往还藏着四大菌团: 沙门氏菌、耶氏菌、志贺菌、李斯特菌等。与它们作战并不容易，因为一般细菌怕低温，很容易被冻死，而这几大菌团可谓"抗寒斗士"，如果处理不当，装满食物的冰箱就是它们滋生的天堂。很多学龄儿童都已开始与冰箱"打交道"，为了维护卫生、安全的冰箱环境，要特别注意以下4点：

（1）放入冰箱前，处理掉蔬菜上的泥土、烂叶，剩菜、剩饭裹上保鲜膜，没喝完的饮料盖好盖子，并按照生熟分离、熟上生下的原则存放。

（2）定时清理冰箱，防止食物腐败，冰箱不要塞得太满，否则制冷效果会下降，还会帮助细菌繁殖。

（3）定期清洁冰箱。拔电，取出全部食材，用清洁剂把里里外外全擦一遍，特别是把手处，清洁后用干净抹布擦干。

（4）干橘子皮、柠檬等有助冰箱除味，需3天左右换一次。麦饭石、活性炭包，去除异味的效果也不错。

学龄儿童不仅自己要知晓，还要提醒把冰箱当作"保险箱"的家长注意安全卫生，从而让冰箱发挥出应有的作用。

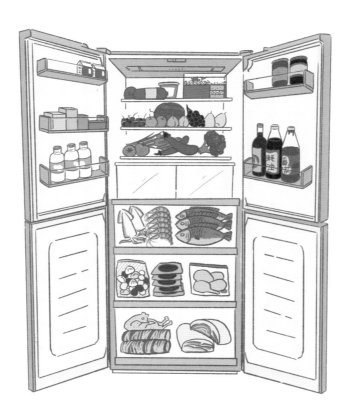

六、储存篇

68 新鲜的蔬菜和水果怎么储存？

新鲜的蔬菜和水果中所含的维生素 C 和活性物质，在采收后很容易分解。储藏温度越高，分解速度越快。绿叶菜如在夏天 30 摄氏度以上环境中堆放，只需一天，即会损失大部分维生素 C。放在冰箱里，虽能在一定程度上延缓维生素的流失，但不能彻底阻止这一趋势。

不同的蔬菜和水果的储存方式也不同。绿叶蔬菜最易萎蔫损失维生素，且室温存放会增加亚硝酸盐含量，建议把绿叶菜用软纸包上，装在食品塑料袋里，放入冷藏室，注意不要贴近冰箱内壁，避免受冻伤，3 天内吃完；豆角、茄子、青椒、胡萝卜、白萝卜等蔬菜用软纸包一层，放进塑料保鲜袋里，可以在冷凉处存放 3~5 天；洋葱、土豆、大白菜之类的耐储性较好，可存放 2 周以上，但要注意土豆如不避光冷藏，变青发芽后会产生毒素龙葵碱。

草莓、蓝莓、葡萄等水果如不立刻食用宜冷藏，24 小时内食用为好；香蕉、杧果等各种热带水果不宜冷藏，放在室内冷凉处即可；苹果和梨可以冷藏，放在室温凉爽处也能存放半个月以上。注意经常检查，挑出发霉腐烂的，避免污染周围水果。

需要提醒的是，无论是常温保存还是冷藏保存，不要把所有果蔬混在一起，因为很多果蔬会释放乙烯，如苹果、梨、木瓜、香蕉等，乙烯会加速果蔬的成熟和老化，混着放可能导致一部分果蔬提前腐烂。

69 海鲜怎么储存？

海鲜又称海产食物，一般包括鱼类、虾类、蟹类、贝类、软体类等品类。

有经验的朋友都清楚，海鲜如果储存不当，非常容易腐败变质，那该怎么存储海鲜呢？

鱼类如当天食用，可以放在冰箱的零度保鲜层。若当天不能全部烹调，则建议先分割成几小份，分别用保鲜袋包装，放在冷冻室保存。

鱼、虾等水产品往往沾染耐冷致病菌，冷冻温度下仍可繁殖，因此不建议久存。需要食用时，把冻鱼提前一晚从冷冻室取出，放在冷藏室缓慢化冻。这样做既能减少细菌增殖，也能避免化冻时流失营养素和鲜味物质。用热水解冻是最糟糕的方式，冷水解冻稍好一些，但也有安全隐患。

鱼干、虾皮、海米等一次吃不完的水产干制品，建议装袋封好口，放在冷藏室，取用后立刻重新封口冷藏，可避免细菌过度分解蛋白质，产生刺鼻气味，并减少亚硝胺类致癌物的生成。

70 干豆类怎么储存？

有些人会将大米、小米、黑米等谷物，黄豆、绿豆、红豆等干豆类装入布袋，放入冰箱冷藏室中保存，以为这样可以"保鲜"、延长储存时间。殊不知，这会使本来水分含量极低的谷物、干豆类吸潮，时间久了反而可能长霉。即便把它们放入冷冻室，也有吸潮问题。

一般情况下，谷物和干豆类常温储存即可，如果是三口之家，逛超市时建议优先购买抽真空、小包装的产品，吃完了再买，避免长时间储存。玉米和大米等是黄曲霉喜欢的食物，但真空条件下，霉菌很难繁殖。打开真空包装后，要趁着干爽，赶紧分装成一两周内就能吃完的小份。不吃的小袋需排出空气，夹紧封口，放在阴凉处储藏。很多家庭喜欢用饮料瓶子保存谷物、干豆类，放在一排，漂亮整齐。储存时，需保证它们是干燥的，在干燥环境下装瓶，拧紧盖子。

如果冰箱里有空间，建议先把谷物、干豆类装进不透水的袋子或罐子中，密封后再放入冰箱。从冷藏室或冷冻室取出时，表面会产生水珠，如果不是密闭状态，吸潮速度很快，不利于长时间储存。

71 主食和糕点怎么储存?

馒头、烧饼、面包等主食类,如果预判 48 小时内能吃完,就直接放在冰箱冷藏室里。若是判断 48 小时内吃不完,需将超出的部分分成几份且每一份一次能吃完的量,放在干净的保鲜盒或保鲜袋里,密封冷冻保存。食用前再用微波炉"解冻"档化冻或二次水蒸,口感会柔软如初。值得提醒的是,吃不了的杂粮饭最好立刻分装冷冻,因为冷凉后容易变干、变硬,影响二次加热后的口感。已经变干、变硬的杂粮饭,二次加工时可以加水煮成杂粮粥,或加一点油、鸡蛋、蔬菜做成炒饭。

糕点是蛋糕和点心的统称,蛋糕细腻湿润,而饼干、曲奇、牛舌饼、枣花酥等点心酥松可口。糕点最好按需购买,一次别买太多。有些家长觉得一次多买点,可以放在冰箱保存,殊不知冰箱里湿度大,容易使糕点受潮,口感大不如前,特别是酥皮点心,吃起来就不脆了。最好的储存方式是,用干净的食品纸袋把糕点包起来,放在阴凉干燥处常温保存,并尽快食用完。

72 坚果和水果干怎么储存?

坚果脂肪含量高,如果储存不当或长时间存放,脂肪酸容易氧化,出现哈喇味,影响身体健康。另外,坚果易被黄曲霉菌污染,研究发现,在温度为 28~33 摄氏度、湿度为 80%~100% 的环境中,黄曲霉菌会分泌黄曲霉毒素——该毒素被世界卫生组织癌症研究机构划为 I 类致癌物。所以,坚果如果出现异味或发霉,就千万别吃了。水果干和坚果一样属于干货零食,容易吸潮,滋生霉菌。另外,水果干由于糖含量较高,还容易生虫。

买坚果和水果干时,最好挑小包装产品,几天内吃完。如果买的是散装产品,或预包装产品开封后吃不完,均应密封保存,远离高温,放在阴凉干燥处或冰箱冷冻区。密封可减少食品与空气、水分的接触,延缓酸败速度;低温可减少微生物的繁殖以及毒素的产生。

冷冻是延长坚果、水果干保质期的好办法。需要注意的是,必须趁干燥时分成小包,储存过程中防水防潮,袋口务必封严。每次取一小包吃,吃之前要提前把包装放在室温下，让包装内的食物温度达到室温后，再打开包装；否则冷的食物接触到热的室温空气，水汽会迅速凝结，导致坚果、水果干吸潮，影响口感且易霉变。

73　饮料和糖果怎么储存？

一般饮料都会在瓶身标"开封后请立即饮用"的字样，如果饮料、果汁开封后喝不完，须拧紧盖子，放入冰箱保存。可乐、果汁等非乳饮品，开盖后受污染风险较小，在冰箱里可以保存2天。若是牛奶之类的乳饮品，开盖后易被污染，进而造成食源性疾病，开封后应尽快喝完，不宜超过24小时。不管是什么饮料，只要混入其他杂质，尤其是唾液，变质速度就会成倍提高，所以大瓶饮料最好倒出来喝，以便延长保存时间。

糖果类食品含糖量较高，对湿度比较敏感，而空气中的水分含量较大，所以应将糖果存放于密封容器内。另外，不能将糖果长期暴露在阳光下，阳光的长时间照射，会使糖果温度骤升，慢慢融化。因此，糖果适宜在干爽阴凉的室温下保存。最好不要一次性购买大量糖果，以免长时间过度储存，影响品质。

74　冰箱怎么分区才合理？

很多家长采购食品后，就一股脑儿地塞进冰箱。殊不知，冰箱内部也分区域，如果食品放置区域不对，会导致交叉污染、吸潮、串味等问题。

此处温度相对较高，方便拿取，适合放一些在室温下也能暂存，不容易坏或马上要吃掉的食品，比如鸡蛋、奶酪、开封后的饮料、调味品等。

上层温度比下层稍高，适合放直接入口的熟食、酸奶、甜点等，这些食品要避免温度过低。

上层后壁处 后壁处的温度比靠门处低，适合放置不怕冻的食物，包括剩饭菜、牛奶等。需要注意，剩饭菜要用保鲜盒装好，或保鲜膜封好，避免交叉污染和串味。

适合放各种绿叶蔬菜和水果，这类食物要避免紧贴冰箱内壁存放，以免被冻坏。 **下层靠门处**

下层后壁处 没有烹调熟，但又需要低温保存的食品，如豆腐。有严密包装、不怕交叉污染的食品也适合放在此处，如袋装熟肉。

购买后 24 小时之内要吃的排酸冷藏肉、冰鲜的鱼和其他水产品，应该放在冷藏室最下面的保鲜盒内。如果冰箱有专门的可调温保鲜层，最好把肉类放在 −1~1 摄氏度的保鲜层中。 **保鲜层**

冰箱冷冻室一般分为以下三个区域，里面的食物也要分类存放：

（1）上层。这层一般为速冻格，温度最低，冻结速度快，适于用来制作速冻饺子、馄饨和其他速冻蔬菜和水果。这些食品冻硬后，可放在中间层。

（2）中间层。适合存放无须长时间加热的食物，如馒头、面包、包子、熟食、冰淇淋等，也要注意用保鲜袋分装成一次能吃完的小包装，方便拿取。

（3）下层。放冻鱼、生肉、海鲜等，要做到生熟分开，避免交叉污染。

75 哪些食物不必放冰箱保鲜？

有些人什么食材都喜欢放入冰箱保鲜，以为这样才安全，其实是走入了误区。以下几类食物不要放入冰箱保存。

干制调料	干辣椒、八角、大料等干制调料，水分含量很低，微生物繁殖较慢，常温下阴凉干燥处保存即可。
没熟透的果蔬	猕猴桃、牛油果、桃子、西红柿等果蔬，刚买来时往往不是最好吃的状态，因为它们一旦成熟就会迅速变软，不能远距离运输和贮藏，所以农户必须在它们充分成熟前，在硬邦邦的状态摘下来。与其他果蔬相比，这些果蔬有一个"后熟"的过程，即自身释放乙烯的催化。放进冰箱后，乙烯的活性被抑制，风味物质不能合成，等到此前合成的风味物质散失后，果蔬就会变得淡而无味。所以没熟透的果蔬，应放在室温下，乙烯才能源源不断地产生。只有等果蔬已经成熟，要变软时，再放进冰箱才能更好地保持口感。
部分热带水果	热带水果由于种类不同，最佳储存温度有所差别，如杧果、香蕉、木瓜、枇杷、番石榴、西番莲等对低温很敏感，一般需要在 6 摄氏度以上保存，否则会发生冷害，严重影响品质。而有些热带水果放进冰箱冷藏，保鲜效果会更好，比如荔枝、龙眼、红毛丹、山竹、榴梿、莲雾等。
罐头食品	经过高温灭菌制成罐头的食品，都可以在室温下保存，包括灭菌盒装牛奶、罐装饮料等。
咸菜肉干等	咸菜等含大量盐分的食品，以及牛肉干等含水分特别少的食品，也不必放入冰箱保存，因为微生物在这些食品中繁殖比较困难。

跟孩子一起动起来，科学合理运动，助力健康生活。

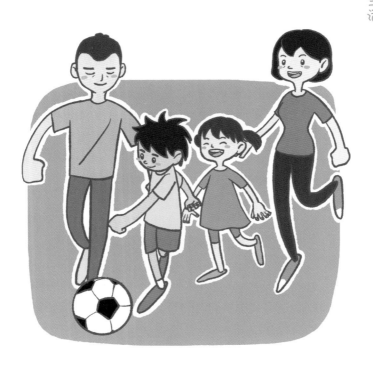

七、运动篇

76　什么是吃动平衡？

吃动平衡就是在健康饮食、规律运动的基础上，保证食物摄入量和身体活动量的相对平衡，使体重在一段时间之内维持在稳定水平，从而促进身体健康，降低疾病的发生风险。

合理的营养和科学的体育锻炼是促进学龄儿童健康的两个基本因素。如果孩子长期通过食物摄入的能量不能满足身体消耗，那么就可能会出现乏力、消瘦、营养不良等问题，甚至生长发育和智力开发都会受到影响。当然吃动平衡也要防止吃得太多，超出身体消耗而摄入的过多高能量食物会转化成脂肪储存在身体内，日积月累，就会变成小胖子了。明白了吃动平衡的道理，就要合理进食、适当运动，维持体重在合理范围内。

77　每天多大运动量合适？

运动有益于身体健康，需注意结合年龄和实际情况，以达到最佳的运动效果。跑步，尤其是慢跑，是最常见的有氧运动。除了慢跑之外，游泳和慢速骑行单车，也都属于典型的有氧运动。无氧运动大部分是负荷强度高、瞬间性强的运动，如引体向上等，进行这类运动时身体会感觉到较难受。处于快速生长发育阶段的学龄儿童，对运动方式的选择要根据自身的条件，尽量不要进行超出身体负荷的剧烈运动，避免伤害自身的肌肉关节。

学龄儿童要在课间进行走、跑、游戏等身体活动，上好体育课，积极参加足球、篮球、排球等体育活动，每天进行累计至少 1 小时有氧运动为主的中高强度运动。其中每周至少应有 3 天的高强度运动，如快跑、游泳、健美操、追逐游戏等；每周应有 3 天（隔天进行）增强肌肉力量和骨健康的运动，如仰卧卷腹、俯卧撑、引体向上、跳绳、跳高和跳远等。在进行中高强度身体活动之前应该做好充足的热身活动，身体活动之后应进行积极的拉伸练习。

中高强度运动	高强度运动
呼吸急促、心率加快、可进行正常语言交流；主观感觉稍费力	呼吸加深加快、心率大幅增加、语言交流困难；主观感觉费力

78　什么是合适的运动强度？

　　运动对人体健康有益处，但并不是量越大、强度越大越好。每个孩子都要根据自己的年龄、性别等选择适合的运动项目和强度。如有轻度呼吸急促、感觉有点心跳、周身微热、面色微红、津津小汗，这表明运动量合适；如果有明显的心慌、气短、心口发热、头晕、大汗、疲惫不堪，表明运动超限。一般在运动之后，会有轻度不适、疲倦、肌肉酸痛等感觉，休息 1~2 天后很快消失，这是正常现象。如果症状明显，感觉疲惫不堪、肌肉疼痛，而且一两天不消失，这说明下次运动要减量了。

　　学龄儿童需要把身体活动融入日常生活和学习中，充分利用课间和闲暇时间，尽可能增加"动"的机会。减少久坐时间，在家里尽量少看电视、少玩手机，每天视屏时间不超过 2 小时，多出去跑跑步、打打球，和小伙伴们做做运动游戏，都是很不错的选择。

> **贴士**
>
> （1）三年级前适合的运动：
>
> 1）平衡类练习：如单腿站立、走平衡木、闭眼倒走等。
> 2）协调类练习：如步法练习、侧手翻、前 / 后滚翻、钻 / 爬障碍物等。
> 3）开放式或闭合式灵敏练习：如围绕 Z 字形、T 字形、L 字形、Y 字形标志桶穿梭跑、手控球跑、脚控球跑、躲闪球练习等。

（4）力量类练习：如爬梯、实心球游戏、立定跳、仰卧起坐、山羊挺身、沙地跑以及各种跳跃性练习等。

（2）三年级后适合的运动：

田径、体操、球类运动、滑冰、游泳、体能训练等多类运动项目。

79 户外活动可以补钙吗？

阳光中的紫外线照射皮肤可以促进肌体转化生成维生素 D，维生素 D 对促进钙质在体内吸收利用方面具有重要作用。户外活动有利于促进儿童维生素 D 的合成，进而促进食物钙质吸收并利于骨骼生长。此外，经常户外活动还能增强学龄儿童呼吸功能，加强心脏活动，改善消化道的蠕动。因此，缺钙的学龄儿童建议增加户外活动的时间和频率，如每天至少一次不少于 1 小时的户外活动。

80 如何把身体活动融入日常生活中？

充分利用好上学和放学的时间，尽可能地增加"动"的机会。利用上学、放学时间，增加走路、爬楼梯的机会。如坐公交车，提前一站下车；每天主动早出门，在保证安全的情况下，骑车或走路上学、放学。

在校期间也要减少久坐时间。充分利用课间时间，走出教室活动。课间操时间也要好好把握充分利用。周末，建议孩子多进行散步、打球、踢毽子等活动。做作业、看书时也不能久坐，每小时起来活动一下，做做伸展运动或健身操。

81 如何减少视屏等久坐行为的时间？

学龄儿童、家长及学校应了解久坐行为对身心健康的危害。学龄儿童应减少长时间视屏等久坐行为，避免由于课业任务多而导致的久坐时间增加。

减少视屏等久坐行为，须做到：

（1）家长、教师等应在学龄儿童坐姿时间超过 1 小时时提醒他们进行适当的身体活动。

（2）不在卧室、餐厅等地方摆放电视、电脑等，限制学龄儿童使用手机、电脑和看电视等视屏时间，一天不超过 2 小时，越少越好。

（3）在学校课间休息时，进行适当的身体活动。

82　如何鼓励并支持孩子掌握运动技能？

鼓励并支持孩子掌握至少一项运动技能，有助于帮助其养成身体规律活动的习惯，也是增强体质的关键。

建议通过以下方法帮助孩子掌握运动技能。

（1）加强身体活动教育和引导，宣传身体活动重要性，培养孩子身体活动兴趣。

（2）学校应教授运动技能，确保学生校内每天体育活动时间不低于 1 小时，每周参与中等身体活动要达到 3 次以上。小学生体育教学内容以培养兴趣为主，初中生体育教学设计则以多个运动项目、多样运动技能和多种练习方法为主，高中生则根据自己的兴趣，发展某一项体育运动。

（3）家长为孩子提供必要的运动服装和装备，与孩子一起进行身体活动，享受亲子运动时光。

83　运动后如何补水？

《中国学龄儿童膳食指南（2022）》提出，主动足量饮水，每天 800~1400 毫升，首选白水。轻身体活动的 6 岁儿童每天饮水 800 毫升，7~10 岁儿童每天饮水 1000 毫升；11~13 岁男生每天饮水 1300 毫升，女生每天饮水 1100 毫升；14~17 岁男生每天饮水 1400 毫升，女生每天饮水 1200 毫升。

大量运动后，特别是在夏天或在湿热的环境当中更要注意补水，因为运动中会大量出汗，不及时补充水分就会引起脱水。补水最好的方法是少量多次，运动过程中每 15~20 分钟饮水 150~200 毫升。每小时的总饮水量不超过600 毫升，既可保持体内水的平衡，又不会因为大量饮水增加心脏和胃肠的负担。不要喝过冷的水，否则会刺激胃肠道，引起胃肠不适。

运动后补水也切记不要一次喝足，要分次饮用，一次饮水量不要超过200 毫升，以少量多次为宜。

84　运动后补水该不该喝运动饮料？

运动饮料，是最近这几年随着大众对运动、健身热度的提高而涌现出来的特殊用途饮料。

根据我国相关食品标准，运动饮料被定义为：营养素及其含量能适应运动或体力活动人群的生理特点，能为机体补充水分、电解质和能量，可被迅速吸收的饮料。人体在进行中高强度运动或从事较重、较长时间的各种体力活动时，轻者会出现大汗淋漓、气喘吁吁、协调力下降，重者会出现动作迟缓、恶心、心跳加快、呼吸急促、无力感等生理变化，同时也会伴有精神低落、运动欲望骤减的心理感受。这种运动能力及身体功能暂时下降的生理现象，其实是一种人体的保护性信号，是在提醒人们体内能量物质消耗过多，需要调整身体活动水平并该补充营养物质了。如果这时合理选择运动饮料，可以起到迅速恢复体力，缓解疲劳的作用。

运动饮料由"水 + 电解质（主要是钠和钾）+ 糖"构成，其中的糖含量和钠含量都不低。普通人，尤其是有减肥需求的学龄儿童，平时并不需要喝运动饮料。另外，12 岁以下儿童不宜喝运动饮料。

对于需要通过运动饮料提升体育成绩的学生们来说，一瓶饮料中的电解质和能量不能替代刻苦的训练和良好的营养健康基础。想拥有和保持好的运动成绩，最重要的是一日三餐中整体的营养均衡，如果饮食偏食、挑食严重，缺乏碳水化合物和日常饮水不足，日积月累就会给运动表现和运动后的恢复带来不良的影响。

85 哪些运动适合肥胖儿童？

我们需要创造一切机会让肥胖、超重的学龄儿童尽可能多地运动，那么哪些运动比较适合肥胖儿童呢？

首先，肥胖儿童由于体重大、心肺功能差，运动强度不宜过大。应从安全温和的运动开始，如走路、慢跑、走跑交替、游泳、骑自行车、打羽毛球、仰卧起坐等。如果一直坚持慢跑、快走这样的低、中强度的有氧运动，可以在一定程度上消耗脂肪，但对于肥胖儿童来说，效率较低。建议肥胖、超重的儿童将有氧运动和抗阻运动结合起来。例如：引体向上、俯卧撑、仰卧起坐、开合跳、登山跑、高抬腿以及针对身体各部位的哑铃、杠铃练习等。适当的抗阻运动可以增加"瘦体重"，提高人体基础代谢能力，能够取得较好的减肥效果。不过需要注意，一定要量力而行，不然会增加肥胖儿童的心血管压力和运动损伤风险。

其次，对于肥胖儿童，在运动过程中，要学会将低、中、高三种强度相结合，前期以低、中强度有氧运动为主，循序渐进地增加运动时间，随着身体适应性的提高，逐步增加强度，根据实际需求不断融入中、高强度间歇训练。如果孩子进行专项的体育训练，应有专门的教练指导。

最后，无论采取何种运动方式，都应重视训练前的准备活动和训练后的拉伸与放松。

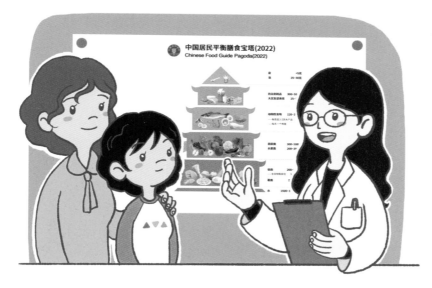

合理膳食、防治疾病、守护健康！

八、疾病篇

86 如何提高学龄儿童的免疫力？

当我们提到人体免疫力时，常有这样的认识："免疫力低下的人容易生病，且恢复健康的速度慢""免疫力过强的人容易产生一些自身免疫疾病和超敏反应"。免疫力就像一把"双刃剑"，过高或过低都不好！免疫平衡才是我们最健康的状态。2020 年年初暴发的新冠肺炎疫情，让"免疫力"成为高频热词。人们认识到，疫情之中没有人能够独善其身，除了隔离防控和医药治疗，人体的免疫力也是抵抗疾病的有力武器。那么免疫力是什么呢？它是人体保护"自我"，抵御"非我"的能力，是人体的"防御部队"。

如何提高人体的免疫力？方法很简单，那就是科学饮食、健康生活。首先，保证合理膳食，各营养素摄入要满足人体健康需求。其次，保证心理健康，进行合理运动。最后，避开导致免疫力下降的因素，如食品污染、环境污染等。科学饮食、健康生活，让人体免疫力时时处于平衡状态！

87 预防近视，有哪些营养小妙招？

近年来，发生近视的学龄儿童数量越来越多，预防近视除了要注意合理的用眼习惯之外，日常的合理饮食搭配也很重要。由国家卫生和健康委员会印发的《儿童青少年近视防控健康教育核心信息（公众版 -2019）》提出："儿童青少年应做到营养均衡，不挑食，不偏食，不暴饮暴食，少吃糖，多吃新鲜蔬菜水果。"膳食中的各种营养素对于预防近视必不可少。对于学习任务重、易用眼过度的学龄儿童来说，更要多加注重饮食的营养丰富性，尽可能食用一些可以保护视力的食物，例如：

（1）富含维生素 A 的食物，如蛋黄、动物肝脏和鱼肝油等。维生素 A 对维持视觉功能贡献最大，如摄入不足可能会出现干眼症，甚至会导致夜盲症。

（2）富含维生素 C 的食物，如猕猴桃、橘子、番石榴、柠檬等。维生素 C 是人体必需的营养物质，并参与人体多种生化反应，对维持机体生长有至关重要的作用。相关研究表明，维生素 C 可以通过减少炎症反应和参与眼部胶原蛋白合成的方式维护视力健康。

（3）富含多不饱和脂肪酸的食物，如鲑鱼、沙丁鱼、核桃和亚麻籽等。多不饱和脂肪酸是构成视网膜的主要物质，深海鱼中的多不饱和脂肪酸含量丰富，建议每周进食 1~2 次深海鱼。

总之，在合理搭配饮食的基础上适当多吃富含上面这些营养素的食物，可以有效地帮助学龄儿童保护视力，预防近视。

88　饮食"重口味"有哪些健康危害？

"重口味"是一种不健康的生活方式，不仅扼杀了人们的味蕾，而且把人们推向了追求感官刺激的深渊。"重口味"的问题，从儿童时期就要多加注意，一旦形成饮食习惯，成年以后改起来会十分困难。

"重口味"的危害包括：

（1）吃盐过多会增加高血压和心脏病的发病率。

（2）过多油脂摄入易引起脂肪肝、高血脂、冠心病。

（3）吃得太甜不仅伤牙，还容易诱发糖尿病、肥胖等。

（4）吃得太辣过度刺激胃肠道容易损伤胃黏膜，诱发溃疡，造成消化吸收功能减退。

（5）"重口味"本身也让人上瘾，导致口味越来越重的恶性循环。

89　厌食症是怎么回事？

儿童厌食症是指长期的食欲减退或消失、以食量减少为主要症状，是一种慢性消化功能紊乱综合征，是儿科常见病、多发病，且有逐年上升趋势，与消化道疾病、药物影响、微量元素缺乏、喂养不当等有关。严重者可导致营养不良、贫血、佝偻病及免疫力低下，反复出现呼吸道感染，对儿童生长发育、营养状态和智力发展也有不同程度的影响。

厌食症的起因往往是怕胖、心情低落等，并因此过分节食、拒食，造成体重严重下降、营养不良。在儿童青少年时期常会出现类似的性格倾向。

一项调查显示，90%的神经性厌食患者为女性，以13~18岁为最常见。因厌食所导致的重度营养不良，以体重大幅降低、体脂严重丧失为特征，还会出现肤色苍白晦暗，眼睛无神，甚至出现精神异常，包括脾气变得急躁、焦虑、易激动，喜欢独处，性格孤僻，与家人关系紧张，人格障碍等。这无疑使厌食症成为了一个重要的身心健康问题。当学龄儿童、青少年等产生厌食症后，及时治疗是重中之重。

厌食症严重影响着儿童青少年的身体健康，需要尽早预防。因此家长们要从小培养孩子形成正确的饮食习惯和科学的健康观念，切不可一味地以瘦为美，导致孩子患上神经性厌食症。若是一旦发现厌食症苗头，则要及时寻找医生的帮助和支持，以免产生更为严重的后果。

90 学龄儿童得了高血压，饮食上该注意什么？

如果孩子长期诉说乏力、头晕、头痛等不适，应该测一下血压。孩子的血压跟年龄、性别、身高有关，具体的值家长可参考《7~18岁儿童青少年血压偏高筛查界值》。学龄儿童高血压以原发性高血压为主，多表现为轻、中度高血压，多是由肥胖引起的。另外，儿童期高血压近一半可发展为成人高血压。

高盐饮食是引起儿童高血压的重要因素，盐中含有的大量钠离子是造成高血压的"罪魁祸首"，因此，要从小培养孩子的清淡口味。饮食减盐并增加新鲜水果、蔬菜、低脂乳制品的摄入量，既可以为生长中的学龄儿童提供充足的维生素、矿物质、蛋白质，同时也有助于改善学龄儿童高血压。

控制高血压的另一重要方面就是控制孩子的体重，接下来的问题将为大家解答超重之后怎么吃。

91　超重了，怎么吃才好？

超重和肥胖已成为影响学龄儿童健康的重大问题。这里有针对体重超重的学龄儿童的几个饮食建议：

吃饭要定时、定量

一日三餐或四餐的时间要相对固定，进食量也要相对固定。早餐一定要吃好、吃饱，并摄入一定量的新鲜果蔬，摄入的总能量应为一天的 30% 左右。同时适度减少晚餐的进食量，如孩子睡前有饥饿感时，可让其喝一杯鲜牛奶，这样既不会加重肠胃的负担，又有助于孩子的睡眠。

对于已习惯吃零食的孩子，可将其常吃的糖果、巧克力、蜜饯等高糖、高能量的零食更换为纯牛奶、酸奶、水果等低脂、高纤维类食品；同时不喝、少喝含糖饮料，口渴时选择白开水。

替换零食种类

放慢进食速度

细嚼慢咽有助于孩子细细品味食物，并提高对饥饿的忍耐性和食欲敏感性，找到吃饭的自然停止点，避免饮食过量。还可以用游戏的方式，如比一比谁咀嚼的时间更长，来培养孩子细嚼慢咽的习惯。

先吃些蔬菜，再吃肉，最后吃主食。调整进餐顺序后，胃口特别好的孩子没吃多少食物却有了明显的饱腹感，有利于控制总的进食量，避免体重增速太快。

调整进餐顺序

92　经常喝含糖饮料有哪些健康危害？

《中国学龄儿童膳食指南（2022）》建议"不喝或少喝含糖饮料，更不能用含糖饮料替代水"，因为研究表明，如果经常饮用含糖饮料，对学龄儿童的牙齿、消化系统、神经系统、内分泌系统皆有一定的负面影响。

牙齿	经常饮用含糖饮料，若牙齿存在残留物，可以导致牙齿表面腐蚀，形成龋齿。同时，刺激牙周围组织，可引起牙龈肿痛等不适症状。
消化系统	经常饮用含糖饮料，饮料中的添加剂可刺激胃肠道，可能会影响儿童的消化功能，引起厌食、挑食、偏食等症状，导致营养素无法吸收，造成人体营养不良。饮料里的添加剂或糖分，还可以影响肝脏代谢，增加胆结石或肾结石的发生风险。
神经系统	饮料不仅含糖量较高，而且含有添加剂成分。长期饮用，可能会导致儿童易激惹、自控能力差、注意力不集中或者行为障碍等症状，不利于儿童的生长发育。
内分泌系统	长期饮用高糖类的饮品，影响糖、脂肪的代谢，可增加肥胖或糖尿病的发生风险。

如何做到少喝或不喝含糖饮料？可以参考第 48 问的回答。

93　食物过敏怎么办？

近年来，我国儿童食物过敏的发病率逐年增高，其中牛奶、鸡蛋过敏者占大多数。幸运的是，大多数过敏儿童随着年龄增长，最终可以达到免疫耐受。但也有少部分儿童过敏状态会持续至成年，尤其是那些对花生、坚果、鱼和贝类过敏的儿童。

食物过敏的表现可以多种多样，比如皮疹、呕吐、腹泻、便血、喂养困难等。很多过敏性皮肤病（如荨麻疹等）是由于食物过敏造成的，需要去医院进行食物不耐受检测，判断产生不耐受的食物品种，从而制订限制食物计划。如果不耐受食物较多，处于生长发育阶段的学龄儿童应选用替代性食物。

严重的食物过敏起病急，甚至会导致过敏性休克，抢救不及时或不当会造成死亡。危及生命的严重食物过敏，其抢救黄金期只有半小时甚至数分钟，必须在窒息、休克等现象发生之前，通过肌肉注射肾上腺素施救。及时识别、诊断严重过敏反应对于尽早采取正确抢救措施至关重要。所以，发现食物过敏一定要尽快去医院！

94 发生缺铁性贫血怎么办？

铁是人体内必需的微量元素之一，缺铁性贫血是世界范围内最常见的一种营养素缺乏病。当身体缺铁时一般会通过一些容易忽视的小症状发送信号：疲劳乏力、注意力难以集中、指甲变脆、皮肤异常苍白、正常锻炼吃力等。

对于学龄儿童来说，由于偏食和挑食，易造成某些重要营养素的缺乏，进而造成贫血。除此之外，当出现了急性的外伤，体内出血量过多，就会引起出血性贫血。消化道寄生虫感染等引起的出血也可能导致贫血。青春期女生由于月经来潮会增加铁的丢失，缺铁性贫血的发生风险大大增加。

家长首先要在医生的检查评估下明确孩子缺铁性贫血的程度，轻度的缺铁性贫血通过饮食干预就可以纠正，可补充富含铁和优质蛋白质的食物，如动物肝脏、动物血、瘦肉、鱼虾类、蛋类、大豆类等。中、重度的缺铁性贫血的儿童建议要及时就医，在医生指导下进行治疗，通常治疗方式会选择口服铁剂。需要注意的是，铁剂治疗在临床症状改善、血色素正常后不能立即停药，一般要再持续4~6个月，以补充体内的储存铁，防治贫血的复发。

95 孩子缺锌的表现是什么？

对人体而言，锌是必需的微量元素之一。锌在孩子成长发育过程中起着极其重要的作用。如果孩子出现以下4个方面的"变化"，则提示孩子可能缺锌。

变化一	食欲减退。孩子突然出现食量减少、挑食、厌食或者出现异食癖，比如突然喜欢吃一些奇怪的东西等。
变化二	生长缓慢。排除遗传等因素后，孩子身高比同龄人矮、瘦弱不少，这时家长就要重视了。
变化三	智力发育迟缓。孩子比同龄人反应慢、注意力也不集中，学习能力也要更差一些。
变化四	免疫力变差。如果孩子经常感冒发烧、腹泻，出现呼吸道反复感染、出虚汗、睡觉盗汗等症状，也说明孩子有可能是缺锌的状态。

含锌丰富的食物包括贝类、瘦肉、红肉、豆制品等。另外，孩子如果缺锌，可以在医生的指导下用药物补充，缓解或减轻临床缺锌的表现。如果孩子缺锌症状严重，则要及时就诊，尽早治疗。

96 睡梦中腿抽筋是怎么回事？

睡觉的时候腿抽筋是青少年生长发育高峰阶段的常见问题，与劳累、受凉、缺钙等各种因素有关。

长期过度劳累、经常负重过大或者行走时间过长，易导致肌肉组织受到影响，睡觉的时候会出现腿抽筋症状。如果睡觉过程中没有做好保暖，如没有盖好被子，寒凉刺激后可能会影响腿部的血液循环，也会出现腿抽筋症状。如果体内钙元素缺乏，也可能会导致腿抽筋的症状产生，同时还有可能会出现盗汗、多梦等各种反应。

经常出现腿抽筋的情况，家长需要重视。第一，优化孩子的膳食结构，特别补充富含钙质的奶制品、豆制品、海产品的摄入。第二，除了把握适宜的运动量外，晚上睡前可做一些按摩和放松，用热水泡泡脚。第三，鼓励孩子多做一些户外活动，获得充足的维生素 D 以促进钙质的吸收利用。

97 经常烂嘴角是怎么回事？

孩子常会出现"烂嘴角"的情况，尤其在秋、冬季节。孩子烂嘴角的原因比较多，有些儿童在季节变化，尤其是天气干燥时有舔口角的习惯，就容易引起口角位置干裂，甚至进一步导致细菌、真菌感染；也有些是缺乏微量元素等原因引起，如不喜欢吃蔬菜水果，导致 B 族维生素或锌缺乏，也会引起烂嘴角。

口腔发炎，大多是由感染引起，常见的感染包括病毒感染、细菌感染、支原体感染等。如果是由于细菌感染导致的嘴角烂，要及时就医并在医生指导下进行抗菌药治疗。

如果是缺锌比较严重，可以进行补锌治疗，选用葡萄糖酸锌口服液或者甘草锌颗粒，对缺锌症状的缓解是比较明显的。对于缺乏 B 族维生素导致的嘴角烂，给孩子补充 B 族维生素具有明显缓解作用。

98 怎样通过营养预防学龄儿童的龋齿？

学龄儿童的牙齿健康非常重要，尤其是乳牙更换为恒齿以后，牙齿的健康会直接影响孩子身体的长期健康。

龋齿是指由于微生物代谢产酸、釉质逐渐脱矿，继而牙齿结构蛋白被破坏的牙齿疾病。龋齿一般认为是多因素导致的，但食物中的营养素和龋齿的发病也有关系。

合理营养是预防孩子出现龋齿的重要手段，需着重做到：

(1) 控制碳水化合物的种类。碳水化合物中的蔗糖最容易导致龋齿，而葡萄糖、果糖、麦芽糖及乳糖也容易导致龋齿。我们常见的糖制品，如蜂蜜、红糖、糖浆、糖块等，均有较强的潜在致龋性。所以，控制碳水化合物的总食用量和种类是预防龋齿的方法之一。应减少精制食物的摄入，如精白米、白面、饼干、面包等，这类食物容易黏附在牙齿表面或牙缝中间，不易被清洗，以至于最后被口腔微生物发酵、产酸，引发龋齿。同时还要减少精制糖的摄入，如点心、糖果、含糖饮料等，这类食物中的糖分大多是致龋性较强的蔗糖。不要在睡前吃糖，以避免细菌发酵、产酸导致龋齿。

② 增加膳食纤维摄入。富含膳食纤维的食物对于牙面有摩擦和清洁的作用，同时还可以增强口腔的咀嚼活动。咀嚼有利于颌骨的生长发育，促进牙周及牙龈组织的血液循环，使牙齿坚固。所以，多食用蔬菜、水果、粗粮等食物，有利于预防龋齿，保证牙齿健康。

③ 注重钙等微量元素的摄入。钙和磷是构成牙齿和骨骼的主要成分，钙、磷摄入不足或维生素 D 缺乏影响人体对钙磷吸收时，会使牙齿的抗龋性变差，从而出现龋齿。提高膳食中钙的摄入量，可以减少氟化物的吸收，而且足够的钙质也可以保证骨骼和牙齿健康。所以每天都要保证 300 毫升的奶与相当量的奶制品摄入。

99　如何调理血脂偏高学龄儿童的饮食？

很多人认为高血脂是成人的常见病，与儿童健康关系不大。但事实上，由于不良生活方式的影响，继发于超重、肥胖、代谢综合征等疾病的血脂异常发病率在学龄儿童群体中逐年增高。另外，家族遗传因素也可能会导致儿童青少年高脂血症。因此，需要对学龄儿童高血脂的问题引起重视。

要防治高脂血症，应做到合理安排饮食。合理饮食不仅能使患儿得到足够的营养，而且有助于降低血脂。在食物选择方面应避免高糖、高脂肪和高淀粉类食品，尽量避免让孩子吃薯条、冰淇淋、甜点等高能量食物。适量增加胆固醇含量不高的动物性食物，如鱼类、牛奶、瘦肉等，以保证儿童生长发育所需要的蛋白质和必需的营养素。应限制动物性脂肪，以降低血液中的胆固醇水平。多吃新鲜蔬菜和水果，不喝含糖饮料，对主食量大的孩子，则应限制主食摄入量，饭前喝汤、先吃蔬菜、最后吃主食、换小碗吃饭、细嚼慢咽，都是避免孩子过量进食的方法。晚餐后尽早让孩子刷牙，可以避免晚上过量饮食。在烹饪方法上，多用清蒸、凉拌，少用煎、炸等方法。

此外，学龄儿童要特别注意吃动平衡，保持健康体重。超重和肥胖的孩子，通过改善膳食结构和增加运动量，实现能量摄入小于能量消耗，有利于血脂控制和促进健康。

100 学龄儿童生长迟缓，如何食养?

儿童青少年生长迟缓是指由于膳食中的蛋白质或能量、维生素、矿物质等摄入不足，导致儿童青少年身高低于标准的年龄别身高值范围，是一种长期性营养不良现象。当孩子出现了生长迟缓，其体格和智力发育都会受到影响，还会出现体能下降、学习表现不佳等情况，严重时易导致儿童罹患腹泻、肺炎等疾病，增加感染性疾病发病率和死亡率。此外，还可能影响其成年后的身高，增加肥胖、心血管疾病、糖尿病等慢性病发病风险，降低劳动生产能力。

生长迟缓的儿童青少年要做到合理搭配膳食，选择全面、均衡、多样的食物。保证一日三餐，能量和营养素摄入充足，日常配餐过程中要注重同类食物互换，丰富食物品种，如可用杂粮或薯类部分替代米或面，避免长期食用1种主食。同时，每餐的膳食应尽可能包括谷薯类、蔬菜水果、畜禽鱼蛋、奶和大豆等食物中的3类及以上，每天食物种类达到12种以上，每周达到25种以上。还应重视选择高营养素密度食物，例如：鱼虾类、深绿色叶菜、鸡蛋等。此外，还要注意保持孩子们适宜的身体活动，关注睡眠和心理健康。

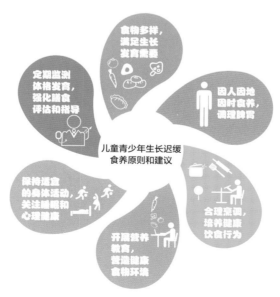

资料来源：《儿童青少年生长迟缓食养指南（2023年版）》。

第二部分
学龄儿童膳食实践

农村和城市学生家庭食谱举例

		农村学生家庭食谱举例	

以 7 岁学生的 3 口之家举例，妈妈、爸爸均是轻体力劳动者。盐总计每天 14 克，油每天 80 克。

星期	餐次	食谱	食物重量 / 克 *
一	早餐	葱油花卷	面粉 250、小葱 25
		煮鸡蛋	鸡蛋 150
		凉拌海带丝	海带（浸）100
		牛奶	牛奶 500
	加餐	苹果	苹果 800
	午餐	二米饭	大米 200、小米 100
		青椒炒肉	猪肉（瘦）150、青椒 300、土豆 150
		桃仁菠菜	菠菜 500、核桃仁 35
		绿豆汤	绿豆 20
	加餐	酸奶	酸奶 500
	晚餐	玉米饭	大米 200、玉米 50
		腐竹炒芹菜	腐竹 40、芹菜 200
		萝卜丝鲫鱼汤	白萝卜 200、鲫鱼 200
二	早餐	馅饼	面粉 150、红薯粉 100、油菜 150、猪肉（瘦）50
		鸡蛋羹	鸡蛋 150
		牛奶	牛奶 500
	加餐	香蕉	香蕉 750
	午餐	红豆饭	大米 200、红豆 100
		炖牛肉	牛肉 150、土豆 100、胡萝卜 200
		香菇冬瓜	冬瓜 400、香菇 100
		白菜汤	白菜 60

星期	餐次	食谱	食物重量/克 *
	加餐	酸奶	酸奶 500
二	晚餐	豆面馒头	面粉 200、黄豆粉 90
		烩红白豆腐	鸭血 100、豆腐 300、洋葱 100
		素炒芥蓝	芥蓝 500
		紫菜鸡蛋汤	紫菜（干）3、鸡蛋 15
	早餐	烧饼	面粉 250、芝麻 3
		煮荷包蛋	鸡蛋 150
		坚果	瓜子 25、杏仁 25
		酸奶	酸奶 500
	加餐	橘子	橘子 800
三	午餐	玉米饭	大米 200、玉米 100
		素炒三丁	胡萝卜 150、柿子椒 150、黄瓜 150
		海带炖鸡汤	鸡块 200、海带（浸）100
	加餐	牛奶	牛奶 500
	晚餐	杂粮包	面粉 150、玉米粉 100
		番茄菜花	番茄 100、菜花 400、猪肉（瘦）100
		小白菜豆腐汤	小白菜 200、豆腐 250
	早餐	麻酱花卷	面粉 250、麻酱 5
		小葱炒鸡蛋	鸡蛋 150、小葱 15
		豆浆	豆浆 500
	加餐	梨	梨 700
四	午餐	大麦饭	大米 200、大麦 100
		青笋胡萝卜炒虾仁	虾仁 200、青笋 100、胡萝卜 100
		素炒西葫芦	西葫芦 400
		疙瘩汤	面粉 50、西红柿 80、鸡蛋 50、菠菜 80
	加餐	牛奶	牛奶 800

星期	餐次	食谱	食物重量/克*
四	晚餐	发糕	面粉150、玉米面50
		素炒空心菜	空心菜400
		煮干丝	干丝200、油菜180
		红薯粥	大米50、红薯80
五	早餐	西红柿鸡蛋面	挂面250、西红柿20、鸡蛋150
		酸奶	酸奶500
	加餐	橙子	橙子800
	午餐	山药饭	大米150、小米100、山药100
		炒鸡丁	鸡胸脯肉80、胡萝卜100、黄瓜100、花生仁35
		炒圆白菜	圆白菜400
		酱猪肝	猪肝60
		冬瓜汤	冬瓜80
	加餐	牛奶	牛奶500
	晚餐	红豆饭	大米150、红豆80
		蒸芋头	芋头100
		肉末黄豆芽	黄豆芽300、猪肉（瘦）30
		虾皮小油菜	虾皮8、油菜500
		鱼汤	黄辣丁150

* 重量均为可食部生重。

资料来源：《6~17岁儿童青少年营养膳食指导》。

城市学生家庭食谱举例

以 7 岁学生的 3 口之家举例，妈妈、爸爸均是轻体力劳动者。盐总计每天 14 克，油每天 80 克。

星期	餐次	食谱	食物重量/克*
一	早餐	小米红薯粥	小米 50、红薯 50
		花卷	面粉 200
		煮鸡蛋	鸡蛋 150
		拌芹菜腐竹	芹菜 200、腐竹 50、花生仁 35
	加餐	猕猴桃	猕猴桃 750
	午餐	红豆饭	大米 200、红豆 100
		鱼香肉丝	猪肉（瘦）150、胡萝卜 100、柿子椒 100、木耳（水发）50
		炝炒圆白菜	圆白菜 200
		西红柿鸡蛋汤	西红柿 100、鸡蛋 50
	加餐	牛奶	牛奶 500
	晚餐	牛奶发糕	面粉 150、玉米面 40、黄豆面 20、小米面 20、牛奶 100
		酱猪肝	猪肝 100
		番茄菜花	番茄 200、菜花 400
		虾皮紫菜汤	虾皮 6、紫菜（干）3
	加餐	酸奶	酸奶 375
二	早餐	卷饼	面粉 200、鸡蛋 150、生菜 150、土豆 150
		牛奶	牛奶 500
	加餐	草莓	草莓 800
	午餐	杂粮饭	大米 200、玉米 100
		胡萝卜炖牛肉	牛肉 150、香菇 100、胡萝卜 150
		香菇油菜	油菜 400、香菇 100
		海带豆腐汤	海带（干）15、豆腐 150
	加餐	酸奶	酸奶 375

星期	餐次	食谱	食物重量 / 克 *
二	晚餐	馅饼	面粉 250、茴香 150、鸡蛋 50
		清蒸龙利鱼	龙利鱼 200
		烩菠菜粉丝	菠菜 400、粉丝（干）15
		西红柿鸡蛋汤	西红柿 100、鸡蛋 15
三	早餐	馄饨	面粉 200、油菜 100、香干 30、鸡蛋 30
		酸奶	酸奶 375
		蒸芋头	芋头 150
	加餐	火龙果	火龙果 800
	午餐	荞麦米饭	大米 200、荞麦 100
		红烧鸡翅	鸡翅 150、柿子椒 100、胡萝卜 150
		炝炒西蓝花	西蓝花 300
		虾皮萝卜汤	虾皮 10、白萝卜 50
	加餐	牛奶	牛奶 600
	晚餐	素包子	面粉 250、白菜 180、木耳（干）7
		清蒸大虾	大虾 150
		鸡蛋炒莴笋片	莴笋 400、鸡蛋 120
		鸭血豆腐汤	莴笋叶 100、鸭血 30、豆腐 50
四	早餐	牛肉包	面粉 150、牛肉 120
		大米燕麦粥	大米 70、燕麦 30
		素炒丝瓜	丝瓜 100、胡萝卜 50、豆皮 30
	加餐	橙子	橙子 800
	午餐	豌豆米饭	大米 200、豌豆 100
		紫薯	紫薯 100
		西红柿炒鸡蛋	鸡蛋 100、西红柿 200
		五彩虾仁	虾仁 100、柿子椒 200、彩椒 100、紫甘蓝 100
		小白菜蘑菇汤	平菇 50、小白菜 130
	加餐	坚果	杏仁 15、开心果 15
		酸奶	酸奶 375
	晚餐	水饺	面粉 200、鲅鱼 100、香菜 50
		蒜蓉芦笋煎豆腐	芦笋 400、胡萝卜 50、豆腐 100
		猪肝碎芹汤	猪肝 30、芹菜 50
	加餐	牛奶	牛奶 500

星期	餐次	食谱	食物重量 / 克 *
五	早餐	奶香馒头	面粉 150、牛奶 100
		杂粮粥	黑米 30、小米 20、红豆 20、莲子 20
		煮鸡蛋	鸡蛋 150
		核桃丝瓜尖	核桃 50、丝瓜尖 200
	加餐	桃	桃 800
	午餐	绿豆米饭	大米 200、绿豆 100
		三色鸡丁	鸡胸脯肉 120、黄瓜 100、胡萝卜 100
		杏鲍菇腐竹炒蒜薹	杏鲍菇 100、腐竹 50、蒜薹 200
		紫菜瓜片豆腐汤	紫菜（干）3、黄瓜 15、豆腐 30
	加餐	牛奶	牛奶 500
	晚餐	肉龙	面粉 200、猪肉（瘦）50
		蒸山药	山药 150
		清蒸鳕鱼	鳕鱼 150、金针菇 100
		蚝油盖菜	盖菜 400
		蛋花汤	鸡蛋 15、香菜 6
	加餐	酸奶	酸奶 375

* 重量均为可食部生重。

资料来源：《6~17 岁儿童青少年营养膳食指导》。

学龄儿童菜谱推荐*

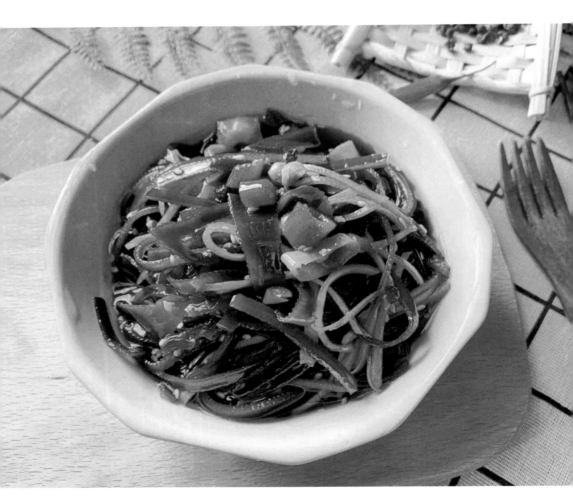

01 凉拌海带丝

---

*本书菜谱操作图文由"豆果美食"提供。

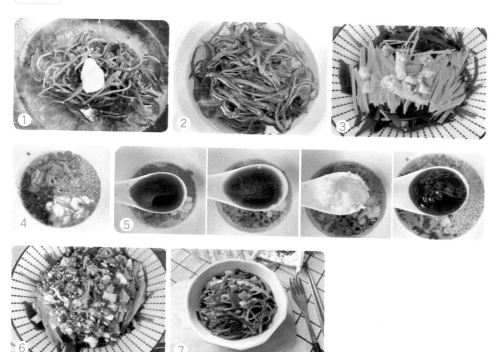

1. 海带丝加盐、料酒、姜片焯水 5 分钟。
2. 捞起过凉水，海带丝切成小段。
3. 胡萝卜切丝，泡椒切碎，和海带丝放一起。
4. 碗里放花椒、小米辣、蒜瓣、白芝麻，淋上热油。
5. 依次放入生抽、醋、糖、蚝油，调汁。
6. 把调好的料汁淋在海带丝上拌匀，冷藏 1 小时即可。
7. 凉拌海带丝成品图。

营养小贴士

海带味道鲜美，且具有很高的营养价值，富含多糖类、纤维素和矿物质等营养元素，尤其是碘元素含量非常丰富。

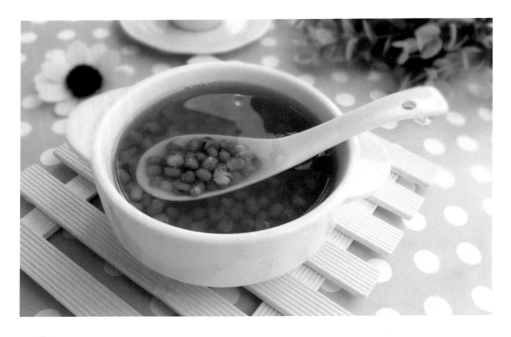

02 绿豆汤

绿豆是深受大家喜爱的豆类品种，其中含有丰富的矿物质和维生素。在盛夏酷热之际，喝点绿豆汤，有良好的消暑解热作用。

步骤

1. 绿豆洗净后提前泡水 2 小时。
2. 绿豆放锅里并加适量的清水。
3. 大火煮开后转小火煮 2 分钟，关火闷 20 分钟再打开。
4. 加入适量的白糖。
5. 绿豆汤成品图。

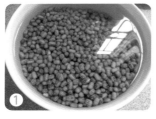
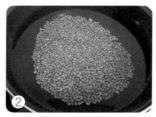
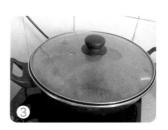
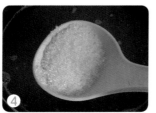
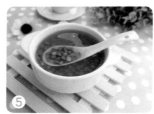

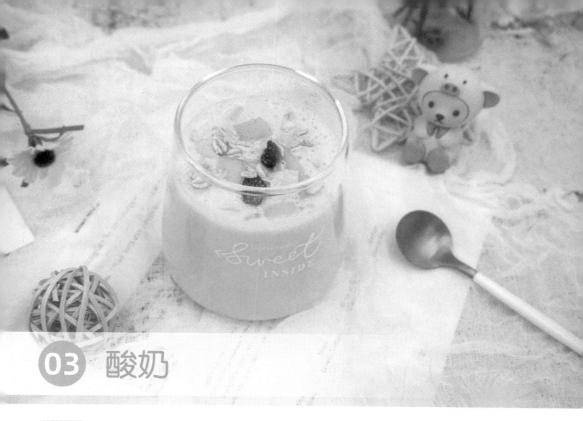

03 酸奶

步骤

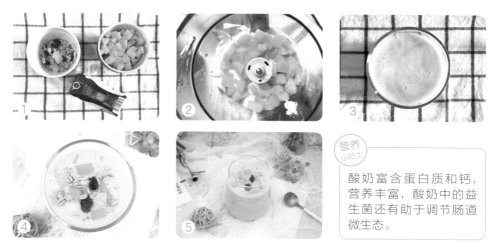

营养
小贴士

酸奶富含蛋白质和钙，营养丰富，酸奶中的益生菌还有助于调节肠道微生态。

1. 黄桃切小块。
2. 向料理机里倒入酸奶、黄桃(黄桃留一点做装饰)，搅拌 2 分钟，打至细腻即可。
3. 装杯，静置一会儿。
4. 放入少许水果燕麦片，黄桃肉装饰一下就可以了（不喜欢的可以不加）。
5. 酸奶成品图。

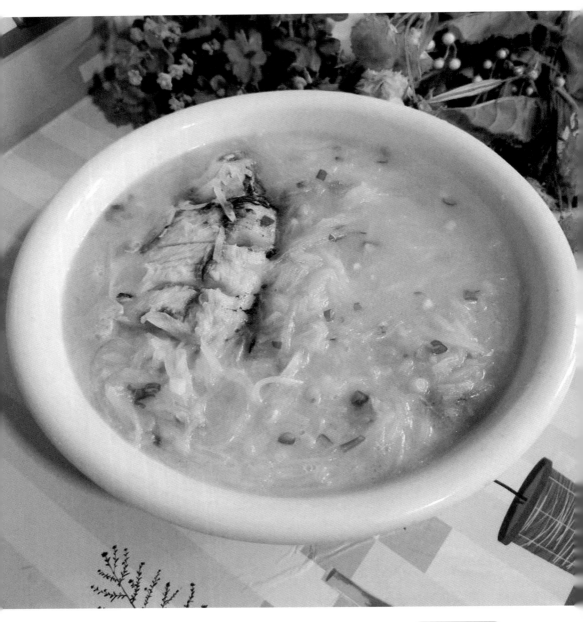

04 萝卜丝鲫鱼汤

1. 鲫鱼去鱼鳞，去内脏，去腮，清洗干净，鱼身划几刀（鲫鱼炖汤不需要提前腌制，要不然鱼肉就不鲜嫩了）。

2. 葱切成葱花，生姜切成丝备用。

3. 白萝卜去皮，擦成丝备用。

4. 起锅烧油，放入鲫鱼煎至两面微焦。放入生姜丝爆香，去腥。

5. 倒入适量开水，煮开后，转中火慢炖半小时（切记炖鲫鱼汤必须要用滚开水，这样炖出来的汤才会像牛奶一样白）。

6. 放入萝卜丝，再继续炖10分钟左右，放入1勺盐、1勺鸡精提鲜，起锅前放入适量的葱花点缀一下即可。

7. 萝卜丝鲫鱼汤成品图。

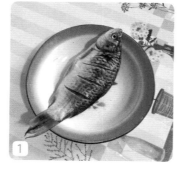
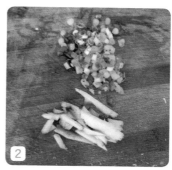
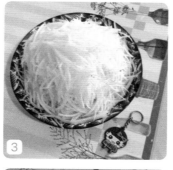
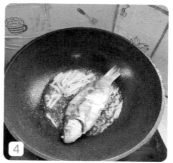
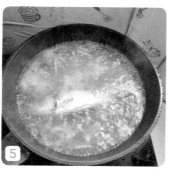
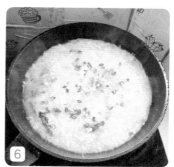
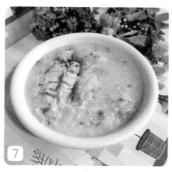

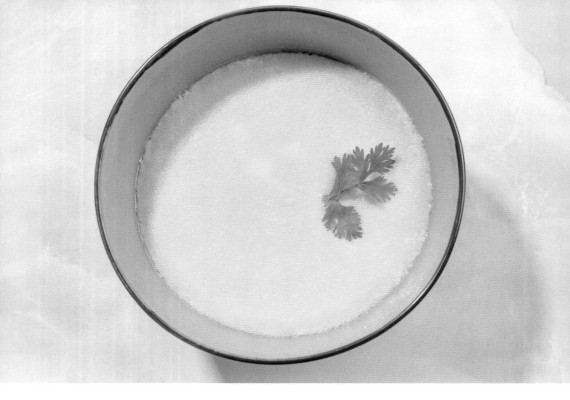

05 鸡蛋羹

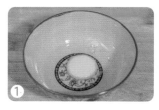

步骤

1. 碗里打入 1 个鸡蛋。
2. 加 1 勺香油，2 克盐，充分搅打均匀。
3. 加入约 1.5 倍蛋液体积的温开水，充分搅打至蛋液呈细小气泡。
4. 放入蒸锅，开大火蒸 5 分钟，鸡蛋羹就做好了。
5. 鸡蛋羹成品图。

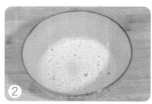
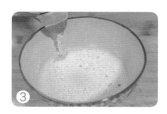
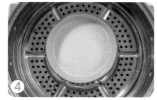

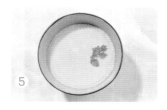

营养小贴士

鸡蛋是人体优质蛋白质的来源，其蛋白质含量为 13% 左右；脂肪含量 10%~15%；维生素含量丰富，种类较为齐全，对于一般人群而言，推荐每天吃 1 个鸡蛋。

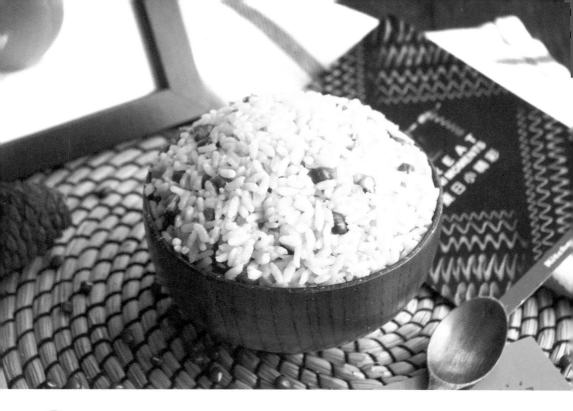

06 红豆饭

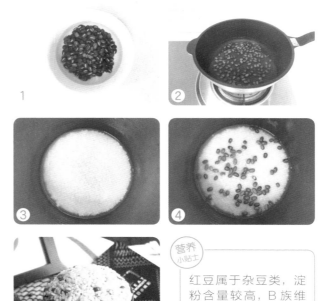

步骤

1. 红豆洗净后加清水提前浸泡一夜（夏季放入冰箱）。

2. 将泡好的红豆放入锅中小火煮10分钟，煮至半熟状态。

3. 电饭煲中加2杯米和3杯清水。

4. 放入煮好的红豆，煮熟即可。

5. 红豆饭成品图。

> **营养小贴士**
>
> 红豆属于杂豆类，淀粉含量较高，B族维生素含量比谷类高，也富含钙、磷、铁、钾、镁等矿物质。

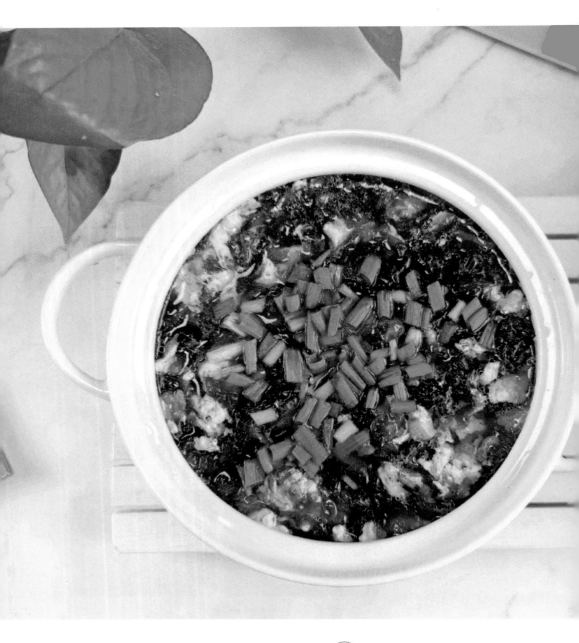

07 紫菜鸡蛋汤

 紫菜和鸡蛋的营养价值都非常高，以二者搭配做汤，有助于补充人体所需的碘、钾、钙和蛋白质等营养物质。

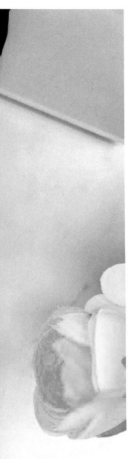
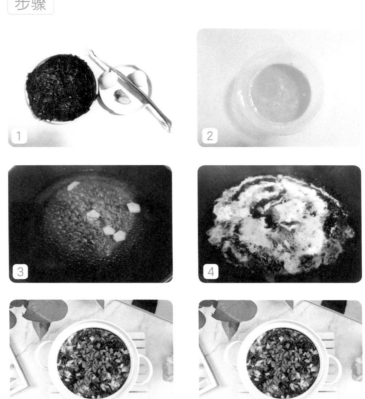

1. 准备食材：紫菜、鸡蛋、姜、葱。
2. 鸡蛋敲入碗里打散备用。
3. 锅里倒入一大碗水，姜切片放入，将水煮开。
4. 放入紫菜煮散，淋上鸡蛋液。
5. 放入盐、鸡汁、香油调味，葱切成葱花撒在上面即可。
6. 紫菜鸡蛋汤成品图。

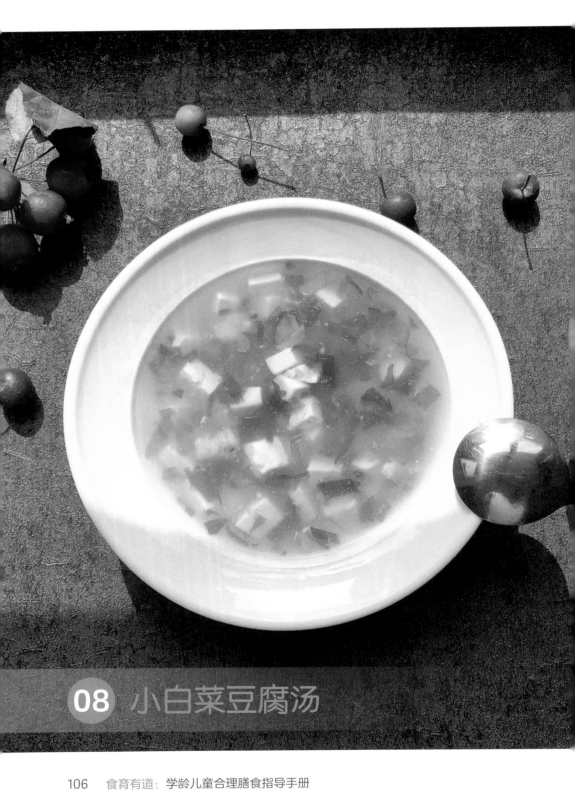

08 小白菜豆腐汤

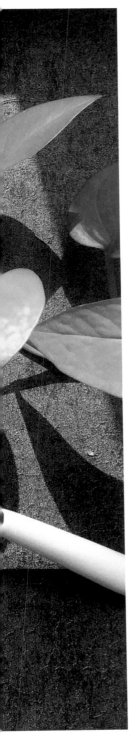

步骤

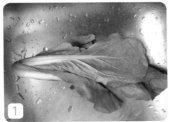 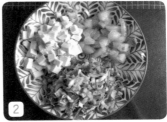

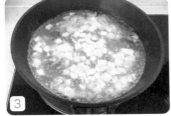 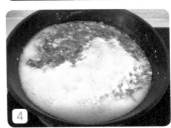

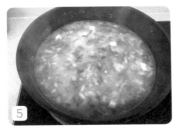 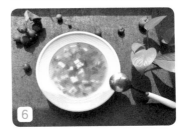

1. 白菜洗干净。

2. 嫩豆腐切丁，虾仁去虾线切丁，小白菜和葱切末。

3. 油温 6 成热时，放葱花炒出香味，倒入清水，再放入豆腐丁。这时候准备勾芡用的淀粉：取适量淀粉放入碗内，倒入少许清水和匀。

4. 水开后再煮五六分钟，然后放入虾仁和菜末，煮一两分钟后倒入和好的淀粉水，边倒边搅拌。

5. 水开后放入适量的盐，如果喜欢胡椒粉可以适当加点白胡椒粉，出锅前淋香油（根据个人喜好即可）。

6. 小白菜豆腐汤成品图。

 营养
小贴士

白菜含有丰富的维生素、矿物质和膳食纤维。豆腐不仅含有丰富的蛋白质，还有大量的钙、铁、磷、镁等人体所需的微量元素，对骨骼、牙齿的生长有益处。在汤中加入少许虾仁，可以让汤味道鲜美，营养更加丰富。

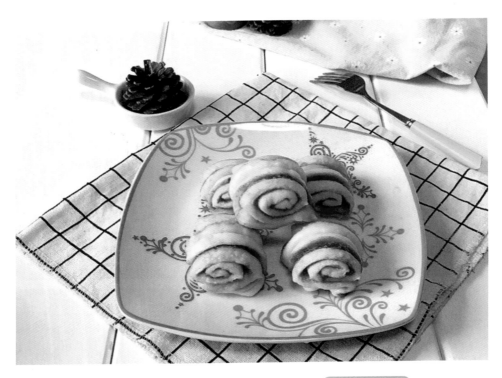

09 麻酱花卷

营养小贴士

由麻酱和面粉经发酵制成的麻酱花卷，松软咸香，深受人们喜爱。膳食配餐时，变化多种主食供选择，有助于实现更好的膳食搭配，增加孩子吃饭的乐趣。

1. 准备食材：中筋面粉 200 克，酵母 2 克，红糖 10 克，芝麻酱 2 克。将酵母倒入 100 克温水里，搅拌均匀，水温在 30 ~ 40 摄氏度。

2. 将酵母水缓缓地倒入面粉中，边倒边用筷子搅拌，搅拌至盆中没有多余的干面粉。

3. 把所有棉絮状面都捏合在一起，揉成一个光滑面团，面粉和水的比例是 2：1，但不同面粉的吸水性会有差别，只要揉到面团表面光滑就可以了。

4. 把揉好的光滑面团，放至 40 摄氏度左右的环境中发酵。如果没有面包机或烤箱，室内又冷，可以把蒸锅的水烧热到 40 摄氏度左右，再把面团盖上保鲜膜放进去，关火利用余温发酵。等发酵至原来面团的两倍大左右，如果扒开后能看到蜂窝眼，就说明发酵成功了。

5. 把面团用擀面杖擀成 3 毫米左右厚的长方形面片，均匀地抹上一层芝麻酱，不要太多，然后撒上红糖。

6. 卷起面片，切成 3 厘米的大小，用筷子在中间压一道辙，注意用力要适当，不能压断，但是也不能太浅。将面团拿起来，捏住两端，拉伸一下，然后把面团的两头朝下翻，再将底部捏紧。花卷捏好后，放入蒸笼中，先不要开火，盖上盖子二次醒发 20 分钟，然后冷水上锅蒸 15 分钟，再关火闷 5 分钟就可以了。

7. 麻酱花卷成品图。

步骤

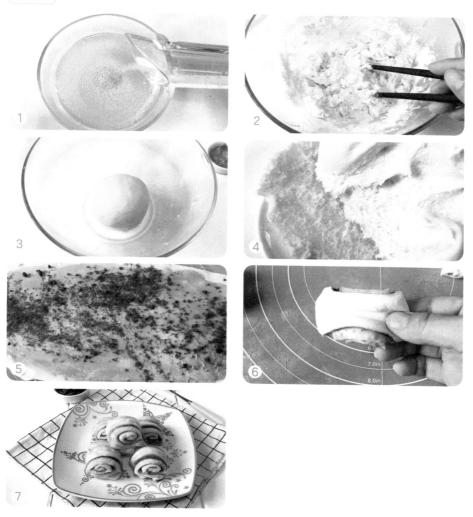

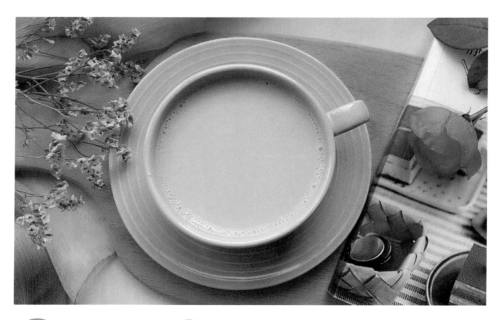

10 豆浆

营养小贴士

豆浆是中国的传统饮品，其主要原料为大豆，蛋白质和钙含量丰富，并且含有多种有益健康的成分，如大豆异黄酮、植物固醇、大豆皂苷等。

步骤

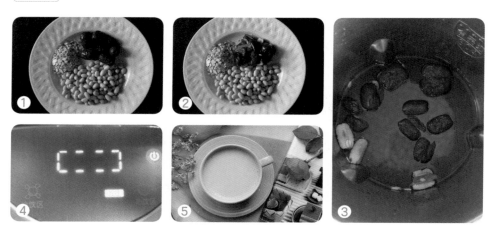

1. 准备食材：黄豆、燕麦、红枣。
2. 黄豆提前浸泡 4 小时以上，红枣去核备用。
3. 食材放入豆浆机中，加入 1100 毫升的水。
4. 启动豆浆机的五谷功能，静静等待 30 分钟即可。
5. 豆浆成品图。

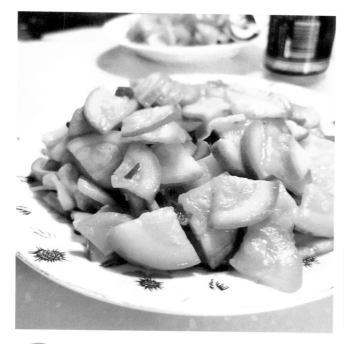

营养小贴士

西葫芦富含矿物质和维生素，还含有较多的膳食纤维，可促进肠道蠕动，有利于人体消化。

11 素炒西葫芦

步骤

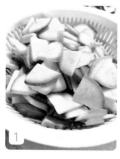

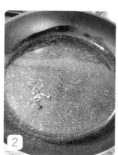

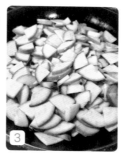

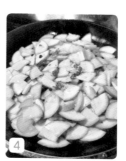

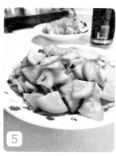

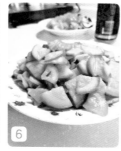

1. 西葫芦洗净切片。
2. 热锅烧油，放入花椒粒。
3. 花椒变色后，放入西葫芦片翻炒均匀。
4. 中小火翻炒至八九成熟，放入生抽和红辣椒碎。
5. 翻炒均匀后出锅。
6. 素炒西葫芦成品图。

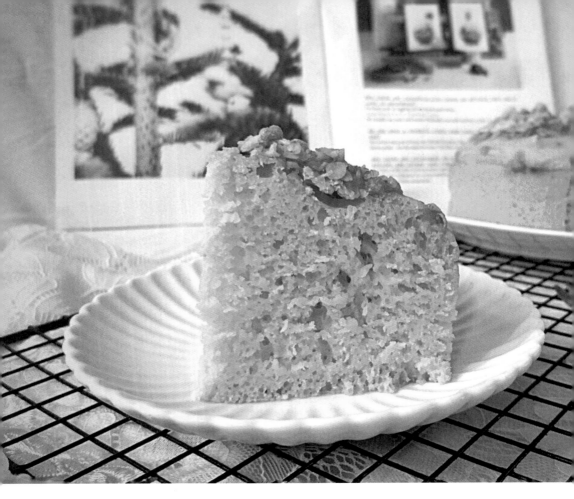

12 发糕

1. 准备食材：中筋面粉、耐高糖酵母、白糖、即食燕麦、玉米面、鸡蛋液和清水。
2. 把面粉、玉米面、白糖放在一起搅拌均匀。
3. 把酵母放入水中融化。
4. 把酵母水和鸡蛋一起倒入面粉中，搅拌均匀。
5. 准备好圆形模具，并提前在底部刷一层植物油，把搅拌均匀的面糊倒入，盖保鲜膜发酵 40 分钟左右。(发酵时间仅作参考，夏天不开空调室温发酵即可，或放在烤箱开 35~40 摄氏度发酵也可以)。
6. 发酵至原来的 2 倍大后 (一定要发酵到位，但不可发过)，撒上即食燕麦片并用保鲜膜盖住。冷水下锅，放入蒸屉，开大火，水开后再蒸 40 分钟左右。关火闷 5 分钟后出炉，略放凉后脱模即可。
7. 发糕成品图。

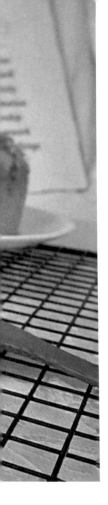

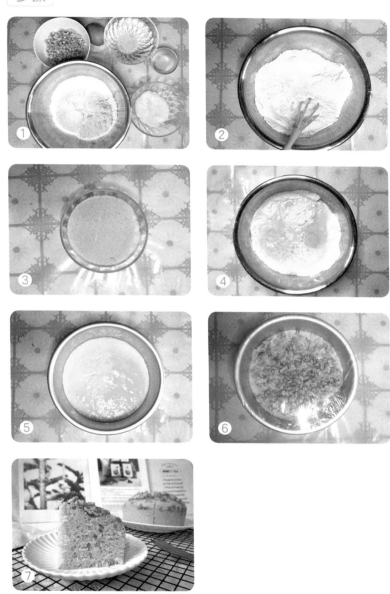

営养小贴士

由面粉、玉米面等原材料制作的发糕，口感松软，有利于消化开胃，可将其作为点心食用，其中富含的碳水化合物可以补充人体的能量，制作时加入燕麦等全谷物，可增加营养。

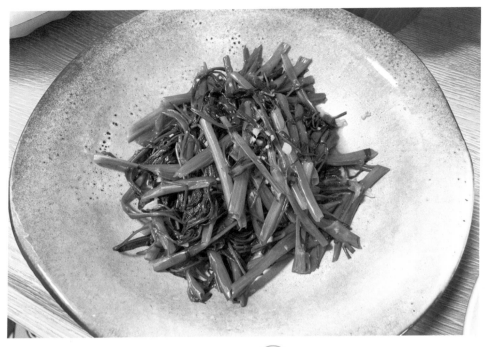

⑬ 素炒空心菜

空心菜是夏秋季节的主要蔬菜之一，含有较多的膳食纤维和胡萝卜素，采用旺火快炒的烹饪方式，可有利于营养素的保留。

步骤

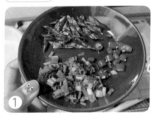

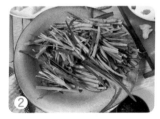

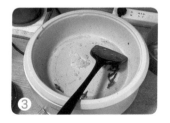

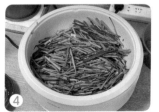

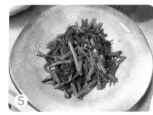

1. 葱花、蒜末、辣椒准备好。
2. 空心菜切成小段备用。
3. 放油炒香辣椒段和蒜末。
4. 下入空心菜翻炒，放入适量盐，翻炒均匀后即可出锅。
5. 素炒空心菜成品图。

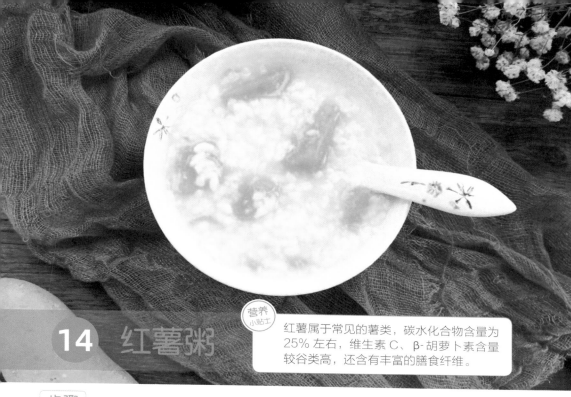

14　红薯粥

红薯属于常见的薯类，碳水化合物含量为25% 左右，维生素 C、β- 胡萝卜素含量较谷类高，还含有丰富的膳食纤维。

步骤

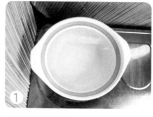

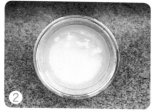

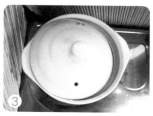

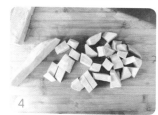

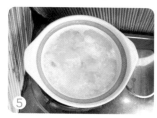

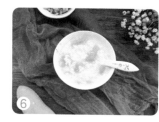

1. 砂锅中倒入适量清水盖上锅盖，大火烧开。

2. 大米用清水冲洗两到三遍，水开后把洗好的大米放入砂锅里，搅拌几下，盖上锅盖。

3. 水开后如果水比较满，可以把锅盖留一点缝隙。转小火，中途稍微搅拌下，防止大米粘锅底。

4. 红薯冲洗干净，去皮，切成小块备用。

5. 大米煮开后放入红薯，中途搅拌防止粘锅底，盖上锅盖，留点缝隙，煮到红薯熟了即可。

6. 红薯粥成品图。

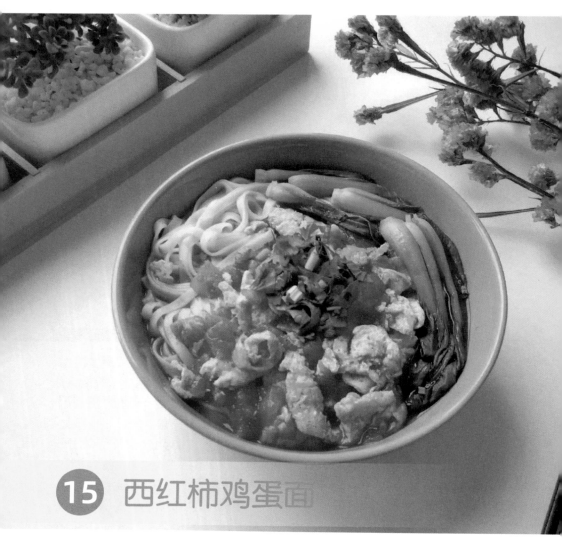

15 西红柿鸡蛋面

1. 准备好食材：干面条、西红柿、鸡蛋和青菜。西红柿去皮切成小块，鸡蛋打散，青菜叶掰开洗干净备用。

2. 炒锅内倒适量食用油烧热，倒入蛋液快速炒定型。

3. 下入西红柿，翻炒至出汁，加一小碗开水，烧开放盐调味，大火煮 2 分钟，汤汁变浓关火，盛出备用。

4. 炒锅不用洗，直接加入水烧至 8 成热，下挂面，锅开以后小火煮 4~5 分钟。

5. 下青菜煮 1 分钟，把面条和青菜一起盛在碗里。

6. 浇上炒好的西红柿鸡蛋，根据个人喜好可以撒点香菜或者葱花即可。

7. 红柿鸡蛋面成品图。

步骤

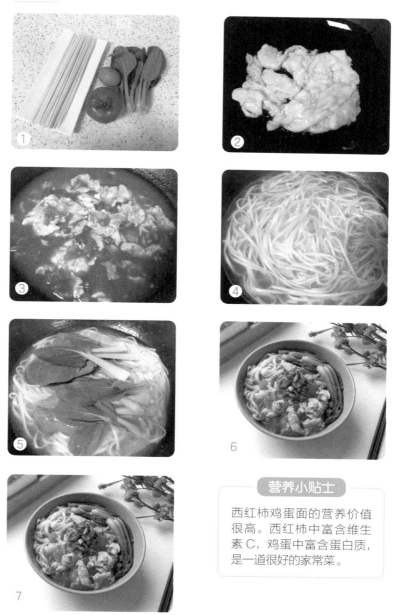

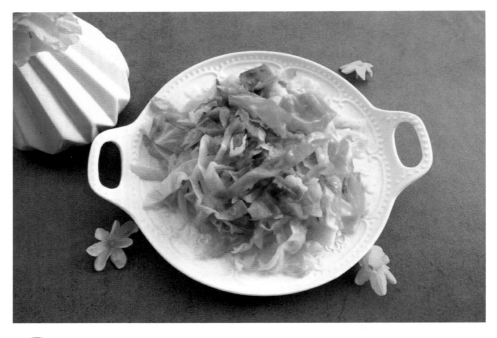

16 炒圆白菜

1. 圆白菜清洗干净。
2. 改刀切丝。
3. 放入油锅炒至 8 成熟，加少许盐和味精调味。
4. 炒至全熟即可出锅。
5. 炒圆白菜成品图。

步骤

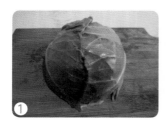
①

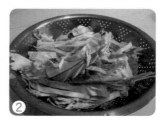
④

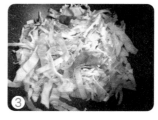
③

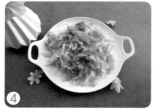
②

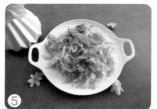
⑤

营养小贴士

圆白菜又名"卷心菜""包菜"，含有丰富的维生素C、β-胡萝卜素、膳食纤维等人体所需的营养物质。

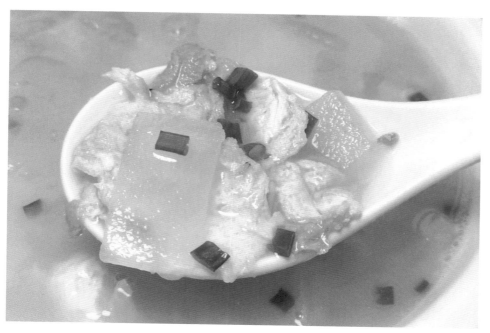

17 冬瓜汤

营养小贴士

冬瓜肉厚色白、味道清淡，富含多种维生素和人体必需的微量元素，与鸡蛋搭配做汤食用，营养丰富、味道鲜美。

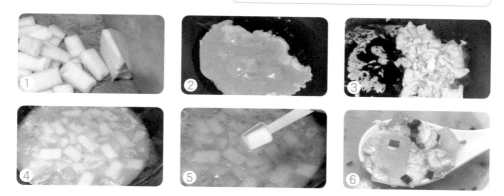

1. 将冬瓜去皮切成稍厚的薄片备用。
2. 准备 1 个鸡蛋打散，锅内烧油，油热放入鸡蛋炒成鸡蛋花。
3. 准备适量的小虾米，洗净后放入锅中和蛋花一起翻炒 30 秒左右。
4. 倒入开水，待水再次煮开后放入切好的冬瓜。
5. 放入少许的盐，煮 2~3 分钟即可出锅。
6. 冬瓜汤成品图。

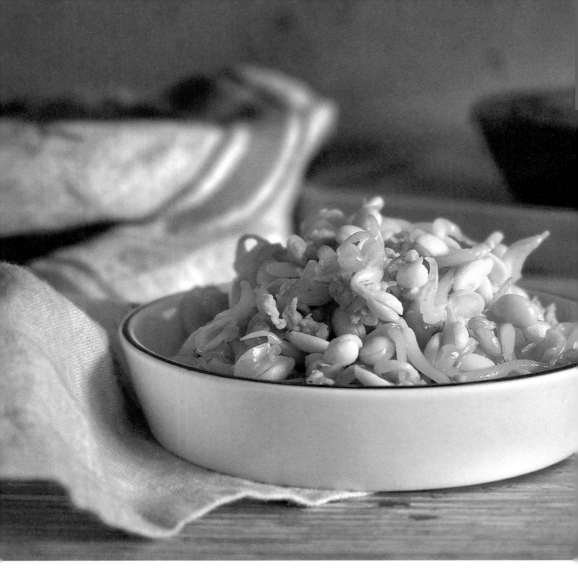

18 肉末黄豆芽

1. 猪肉洗净切成肉末。
2. 豆芽用水冲洗干净，沥干水备用。
3. 葱切成葱花备用。
4. 锅内热油，下入肉丝炒至变白断生，加入葱花炒香。
5. 放入黄豆芽翻炒片刻。
6. 加入清水没过食材，再加入少许的盐，大火炖煮15分钟后即可出锅。
7. 肉末黄豆芽成品图。

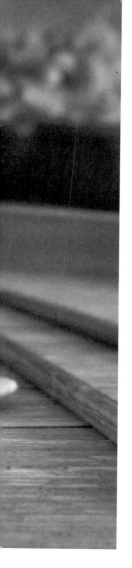

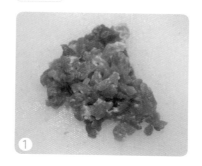

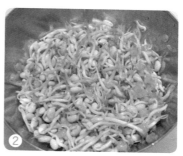

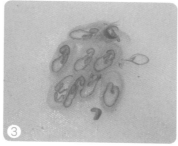

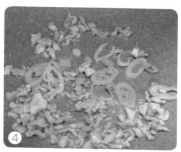

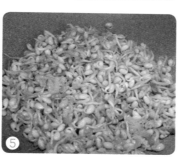

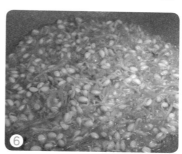

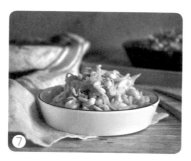

营养小贴士

黄豆制成豆芽后，除了含原有的营养素外，还含有较多的维生素 C。

此外，黄豆芽富含蛋白质、胡萝卜素、膳食纤维和植物化学物，碳水化合物和脂肪含量低，豆香浓郁，加上肉末味道更香，营养丰富。

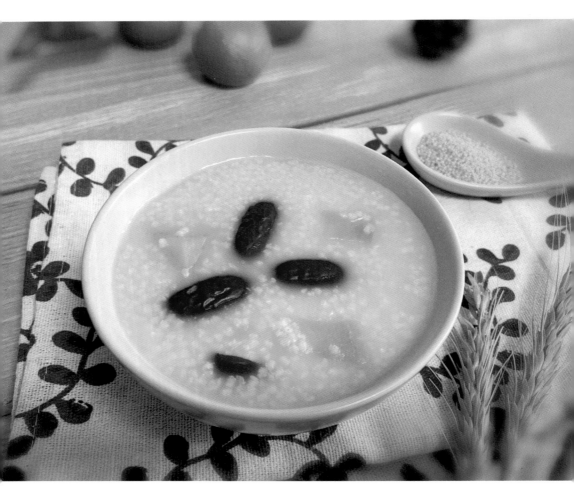

⑲ 小米红薯粥

营养小贴士

小米和红薯中含有丰富的淀粉和膳食纤维，两者搭配既能提供能量，也能促进消化。小米中含有类胡萝卜素、维生素 B_1 和较多的不饱和脂肪酸，红薯富含 β-胡萝卜素等维生素和矿物质。加入红枣，可使小米粥更加香甜，体验食物本身不同味道的组合，可使粥品别有一番风味。

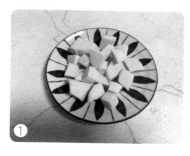

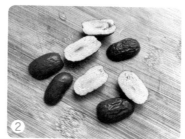

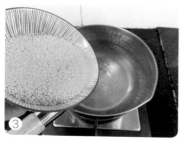

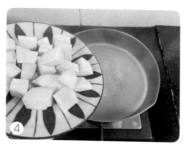

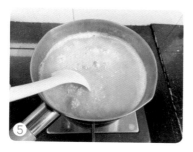

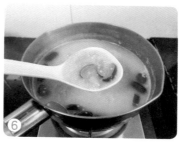

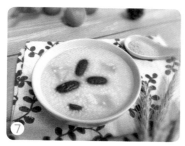

1. 准备食材：小米、红薯、红枣，红薯洗净去皮切小块。

2. 红枣洗净去核对半切开。

3. 锅中加入 750 毫升饮用水后大火烧开，倒入淘洗后的小米煮开。

4. 倒入红薯。

5. 盖上锅盖大火煮沸，其间用汤勺搅拌防止粘锅底。

6. 加入红枣小火煮 20 分钟左右，其间用汤勺搅拌防止粘锅底，20 分钟后出锅。

7. 小米红薯粥成品图。

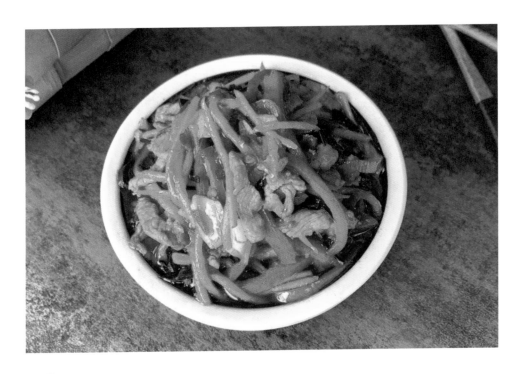

⑳ 鱼香肉丝

1. 准备食材：瘦肉、青红椒洗净去籽、木耳提前泡发、胡萝卜小半根，均切成丝备用，蒜拍碎备用。

2. 肉丝处理：肉丝中加入少许盐、小半勺淀粉、少许食用油，搅拌均匀静至6~10分钟。

3. 准备鱼香调料汁：半汤匙淀粉加4汤匙清水搅拌均匀，加1勺生抽、半汤匙料酒（去腥）、半汤匙白糖（提鲜）、加1汤匙香醋搅拌均匀备用。

4. 锅放油烧热，放肉丝翻炒至变色，装出备用。

5. 锅中放适量油，蒜爆香加2汤匙红油豆瓣酱，翻炒出红油。

6. 将肉丝加入锅里翻炒，然后加入木耳丝、胡萝卜丝、青红椒丝翻炒，最后倒入调好的鱼香汁，再加少许鸡精调味（不喜欢可以不加），翻炒至汤汁浓稠入味即可。

7. 鱼香肉丝成品图。

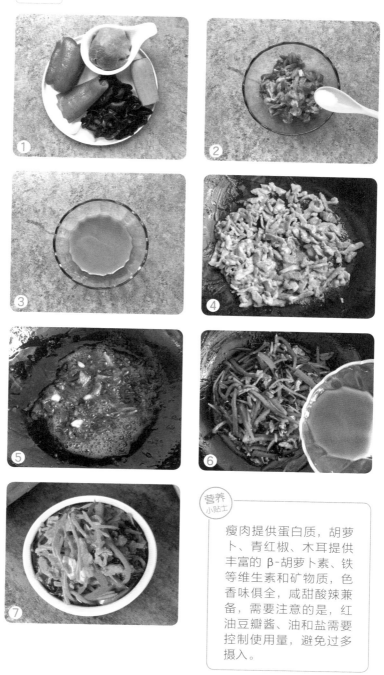

营养小贴士

瘦肉提供蛋白质，胡萝卜、青红椒、木耳提供丰富的 β-胡萝卜素、铁等维生素和矿物质，色香味俱全，咸甜酸辣兼备，需要注意的是，红油豆瓣酱、油和盐需要控制使用量，避免过多摄入。

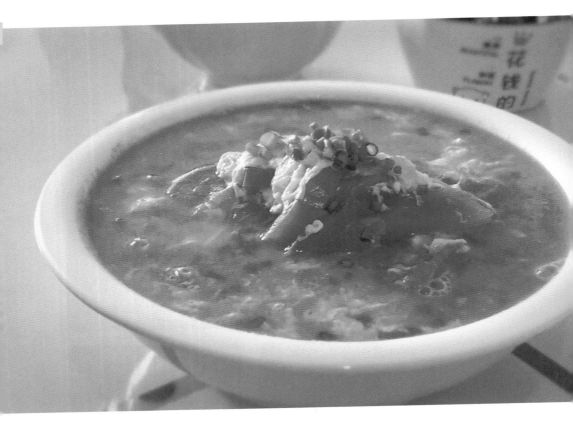

21 西红柿鸡蛋汤

1. 西红柿洗净切片备用。
2. 鸡蛋磕入碗中打散备用。
3. 姜切丝，葱切花。
4. 锅中倒入适量油，5成油热放入姜丝。
5. 姜丝炒出香味后，放入西红柿，淋入少许生抽，炒出水分之后再加入 1 碗清水，大火烧开。
6. 西红柿完全煮熟透后淋入鸡蛋液，搅拌均匀，再放入少许盐、白胡椒粉，撒入葱花，滴几滴芝麻香油，即可起锅。
7. 西红柿鸡蛋汤成品图。

步骤

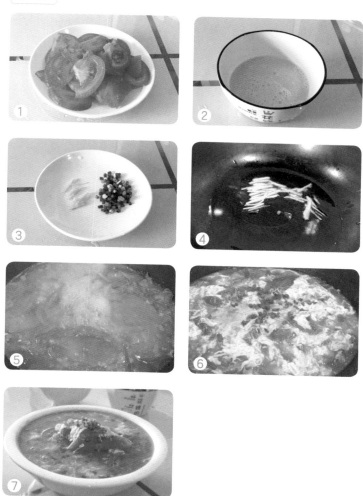

营养小贴士

西红柿鸡蛋汤可谓美味又营养。除了你所熟知的维生素 C 以外，番茄红素是一种脂溶性维生素，西红柿经过加热和油脂烹调后，更有利于番茄红素的释放和吸收。烹调时应避免长时间高温加热，以保留更多的营养成分。

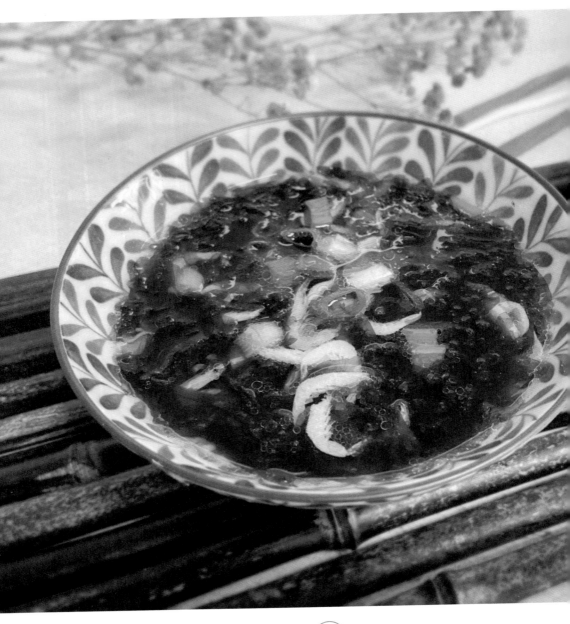

营养
小贴士

虾皮是一种营养素密度较高的食物，它富含钙和蛋白质；紫菜富含膳食纤维、维生素和钙、钾、镁、碘等矿物质。一碗清淡鲜美的虾皮紫菜汤，做法简单，营养丰富又开胃。

(22) 虾皮紫菜汤

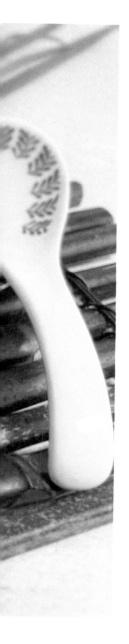

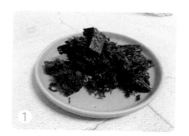

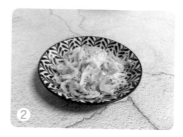

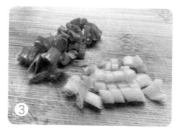

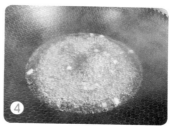

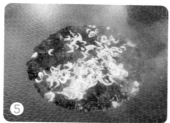

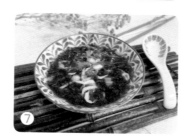

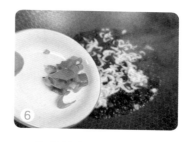

1. 紫菜剪成小片备用。
2. 准备好淡干虾皮。
3. 香葱洗净切圈备用。
4. 起油锅放葱白爆香，加入适量热水，大火烧开。
5. 放入紫菜、虾皮，煮1分钟。
6. 加入适量盐，1勺香醋，适量白胡椒粉，撒入葱花，搅拌均匀即可。
7. 虾皮紫菜汤成品图。

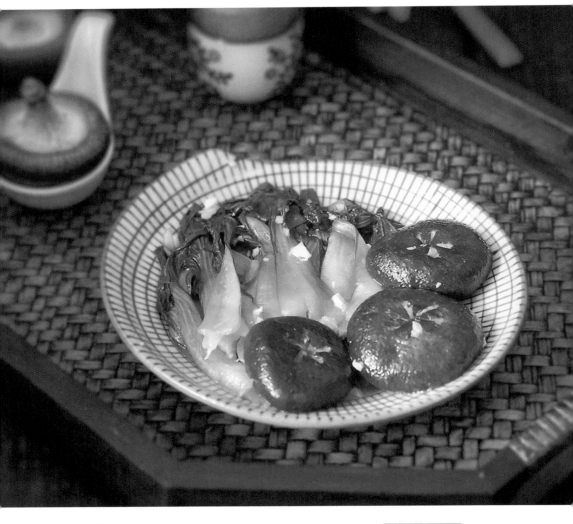

23 香菇油菜

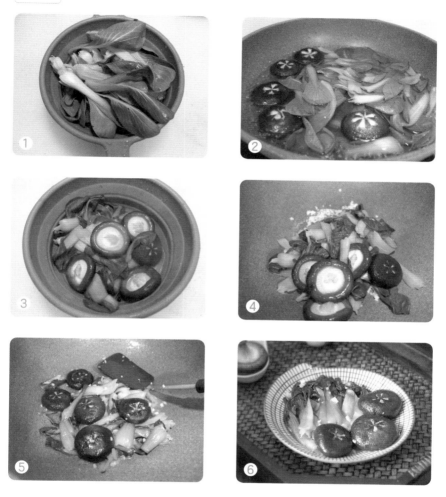

1. 香菇洗净去蒂，顶部切花刀，油菜摘洗干净。
2. 锅中加少许盐，烧开水，先下入香菇焯烫片刻，再下入油菜一起焯水。
3. 取出沥干水备用。
4. 大蒜去皮拍碎，切成末，锅中油热下蒜末炒香，再下入香菇油菜。
5. 加少许盐、鸡精，炒匀关火即可。
6. 香菇油菜成品图。

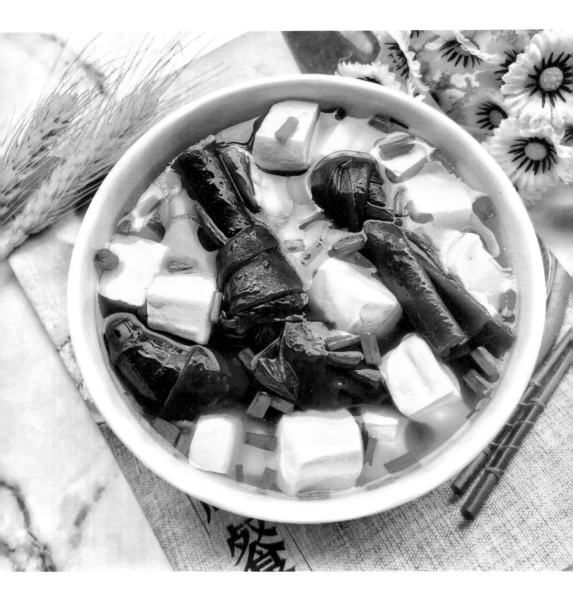

24 海带豆腐汤

步骤

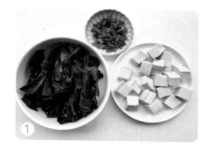

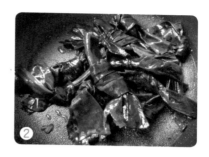

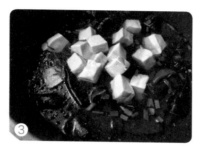

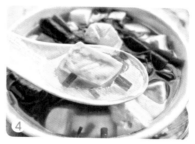

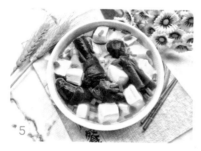

1. 海带结洗净，豆腐切小块，葱切葱花。
2. 起锅烧油，爆香葱花，放入海带翻炒 2 分钟，倒入 1 碗热水煮开。
3. 加入豆腐，再次煮开。
4. 加 1 小勺盐，1 小勺胡椒粉，调匀即可。
5. 海带豆腐汤成品图。

营养
小贴士

豆腐中的蛋白质主要以大豆蛋白为主，属于优质蛋白质，具有较高的营养价值。豆腐还含有丰富的钙、铁、维生素 B_1、维生素 B_2 和维生素 E，有益于儿童身体健康。

海带能量低，富含钙、碘等矿物质。

味道鲜美的海带豆腐汤是一种很好的补钙食物。

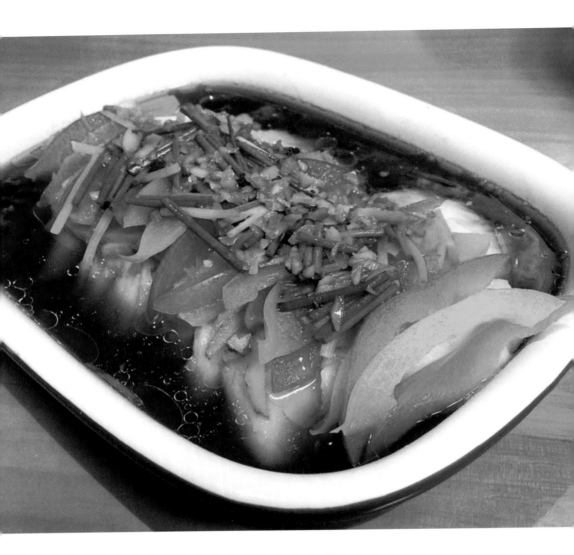

25 清蒸龙利鱼

营养
小贴士

龙利鱼富含蛋白质，还富含可以促进儿童大脑及认知发育的不饱和脂肪酸。清蒸的做法既方便又营养美味，不仅最大限度地保留食物营养成分，更可以实现少油少盐的目标。浇汁的做法既保证了味道鲜美，又可以锁住肉质营养，且不使更多的油盐浸入鱼肉，可谓营养与美味双赢的典范。

步骤

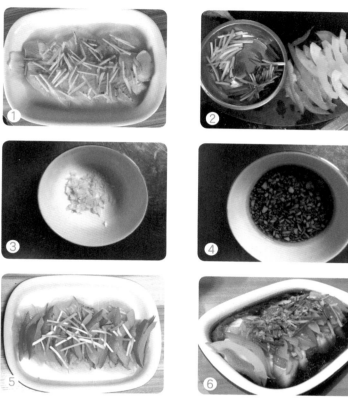

1. 将鱼清洗干净，上面抹少许盐，再斜着切好放入盘里，撒上姜丝。
2. 小葱、辣椒切成丝备用。
3. 大蒜切碎。
4. 起锅烧油，油热后倒在大蒜上，加入生抽调匀备用。
5. 把辣椒、葱白放在鱼上面。
6. 锅中放水，大火烧开，把鱼放入锅中隔水蒸 5 分钟，再把备好的葱叶放在鱼上，倒上调好的蒜蓉汁，继续蒸 1 分钟即可出锅。
7. 清蒸龙利鱼成品图。

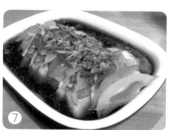

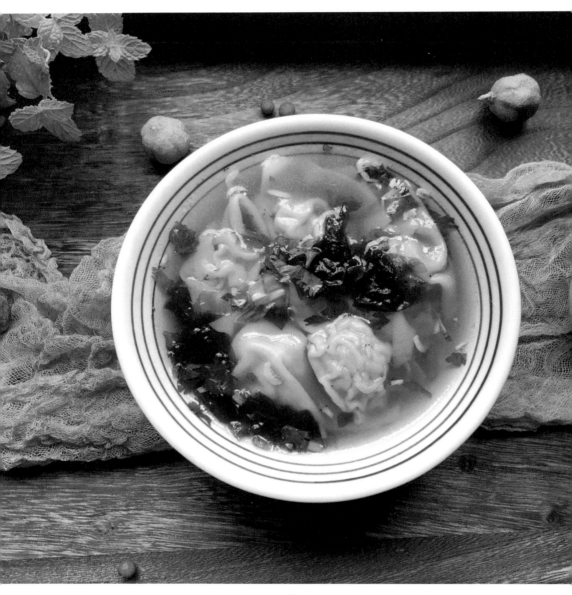

26 馄饨

营养
小贴士

馄饨是不错的健康美食，既拥有动物性食材富含的蛋白质及矿物质等营养素，又有面粉等主食食材的搭配，制作成馄饨汤，味足且易于儿童消化。

馄饨的制作相对简单，可以锻炼孩子的动手能力，体验亲手制作美食的快乐。

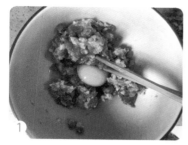

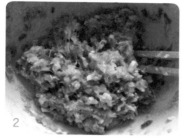

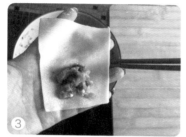

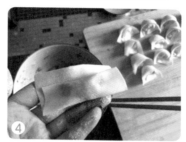

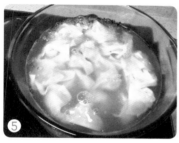

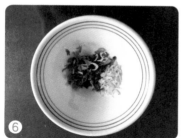

1. 肉馅内打入 1 个鸡蛋，用筷子把蛋液和肉馅朝一个方向搅打，使蛋液和肉馅充分融合。

2. 小葱和姜切末，倒入肉馅里，再倒入油和盐拌匀。

3. 馄饨皮的形状是梯形的，把肉馅放在小的这边。

4. 把肉馅从底部慢慢卷起来，留一指空的距离，用筷子蘸一点水抹在一侧，捏住两边往中间靠拢叠在一起捏紧即可。

5. 锅里放水，烧开后放入馄饨，比煮水饺的时间短一些就可以，煮熟的馄饨会自动浮到上面。

6. 香菜切末，紫菜用水冲洗一下，碗中放入香菜末、虾皮和紫菜，倒一点生抽，把煮好的馄饨盛入碗内，倒入汤，滴几滴香油，用勺子搅拌一下即可。

7. 馄饨成品图。

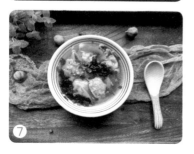

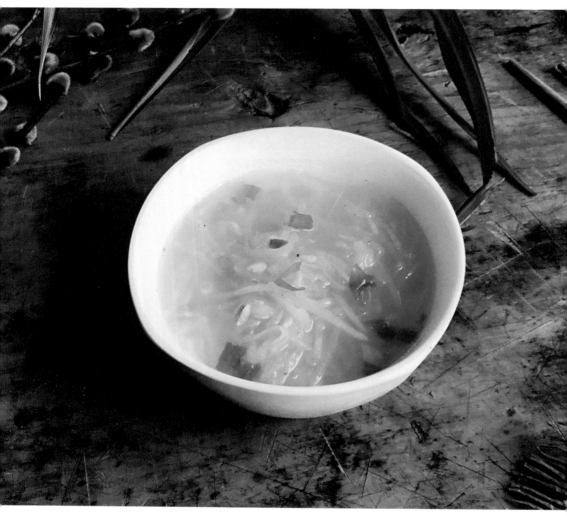

27 虾皮萝卜汤

营养小贴士

我们已经知道虾皮的营养了，萝卜是富含维生素、矿物质和膳食纤维的食材，它既可以帮助消化，又可以增进食欲。虾皮萝卜汤，能量低，汤色浓白，鲜香味美。

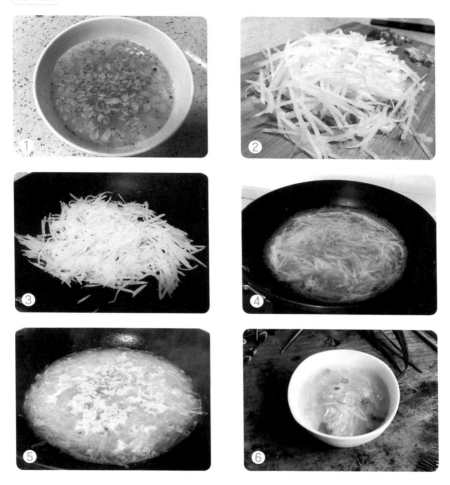

1. 一小把虾皮放在碗里，加入清水先浸泡上。

2. 准备白萝卜一根，清洗干净，切成丝，尽量切细，越细越入味。

3. 锅烧热，加入少量的油，放入生姜快速翻炒出香味，然后放入萝卜丝翻炒几下。

4. 加入清水，水量以没过萝卜丝为最佳。

5. 锅中水开后，将泡好的虾皮从碗里捞出放入锅中，转为小火慢熬 5 分钟，最后放少许的盐、鸡精调味，撒入切好的葱花做点缀即可。

6. 虾皮萝卜汤成品图。

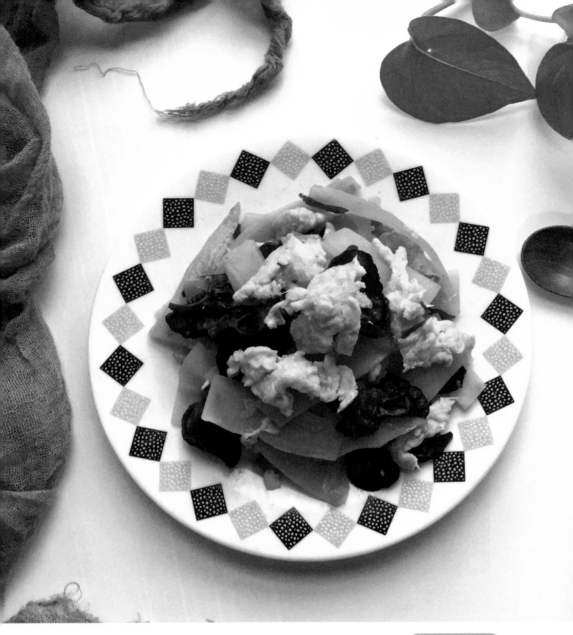

28 鸡蛋炒莴笋片

步骤

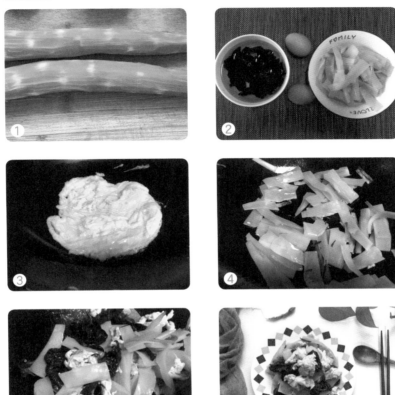

1. 把莴笋去皮。
2. 把木耳泡发后去掉根，将莴笋切成薄片，准备 2 个鸡蛋，打成蛋液备用。
3. 锅内烧油，鸡蛋液加入少许盐调味后倒入油锅炒散，出锅备用。
4. 锅内依次加入少许油、葱丝、辣椒丝爆香，放入莴笋片翻炒，加入花椒粉、生抽翻炒断生，再加入木耳，换小火，快速翻炒。
5. 加入炒好的鸡蛋，翻炒均匀即可出锅。
6. 鸡蛋炒莴笋片成品图。

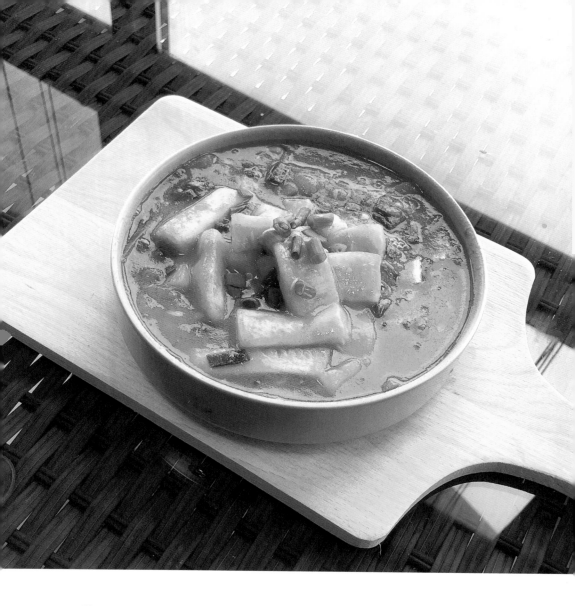

29 素炒丝瓜

丝瓜和西红柿都是营养丰富的蔬菜，富含大量的维生素 C、β-胡萝卜素、B 族维生素和膳食纤维等多种营养成分。丝瓜口感香嫩爽口，搭配上西红柿汤汁的酸甜，加入少量油盐，一道健康低能量的可口菜肴就完成啦！

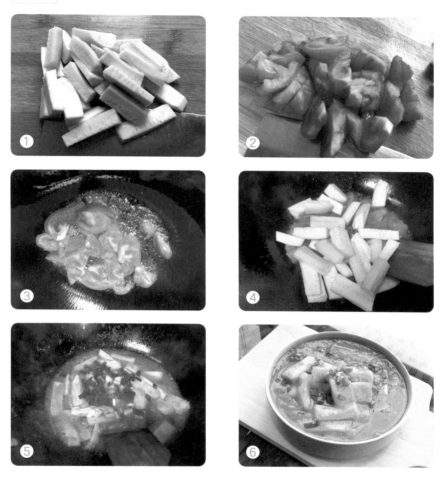

1. 丝瓜去皮切条或者切成块状备用。
2. 西红柿切块备用。
3. 热锅烧油，油热下西红柿，翻炒至西红柿变软。
4. 下入丝瓜继续翻炒。
5. 加入适量食盐翻炒均匀，下入葱花即可。
6. 素炒丝瓜成品图。

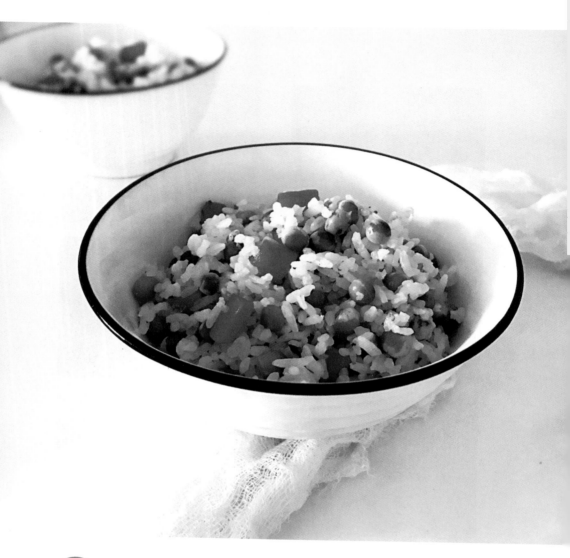

 30 豌豆米饭

营养小贴士

豌豆属于杂豆类，其碳水化合物含量较高，富含 B 族维生素以及磷、钾、镁、铜、铬等矿物质，有利于学龄儿童的生长发育。豌豆米饭将谷类和豆类食物很好地搭配起来，可通过蛋白质互补作用提高食物蛋白质的营养价值，并且搭配了瘦肉、胡萝卜、洋葱，色彩丰富、营养均衡。

步骤

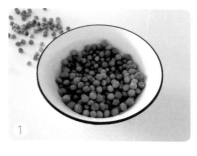

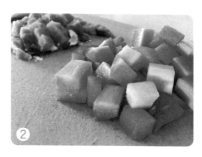

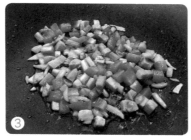

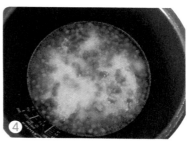

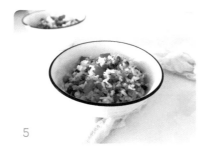

5

1. 将豌豆清洗干净备用。
2. 准备胡萝卜、瘦肉和洋葱，均切成丁备用。
3. 锅中烧油，放肉丁翻炒至变色后放洋葱，炒出香味后放胡萝卜，加少许盐和料酒翻炒均匀。
4. 炒好后倒入电饭锅中，加入适量大米、豌豆和水，启动煮饭按钮，等待至电饭锅自动工作结束。
5. 豌豆米饭成品图。

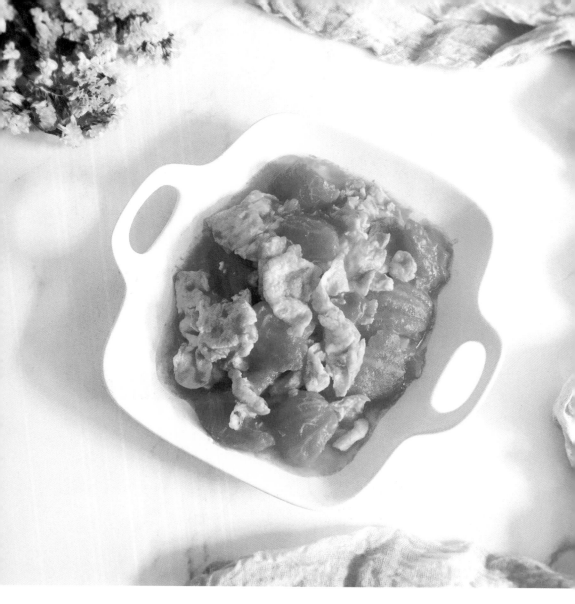

31 西红柿炒鸡蛋

西红柿炒鸡蛋是家庭餐桌经常出现的一道美味佳肴，西红柿和鸡蛋的营养我们已经知晓，但需要注意的是，在烹调过程中容易加入过多的油，如能轻烹调、少油盐，会使这道再普通不过的家常菜更加营养健康。

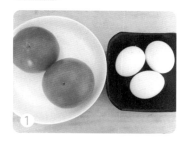
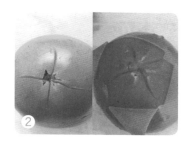
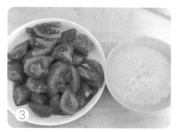
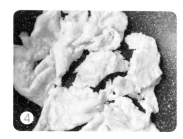
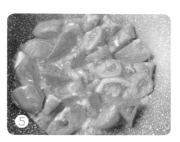
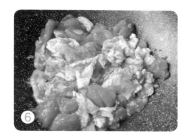

1. 准备 2 个西红柿，3 个鸡蛋。
2. 用勺子轻刮西红柿外皮，然后在顶部划十字，能轻松去除西红柿皮。
3. 西红柿去皮后切块，鸡蛋加入少许料酒打散。
4. 锅内烧油，加入鸡蛋炒散后盛出。
5. 锅内再次倒入少量油，用蒜爆锅后放入西红柿翻炒，稍微多炒一会儿，让西红柿融化软烂，汤汁会更浓稠。
6. 加入炒好的鸡蛋翻炒，加适量盐调味即可。
7. 西红柿炒鸡蛋成品图。

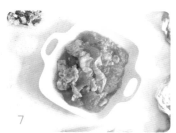

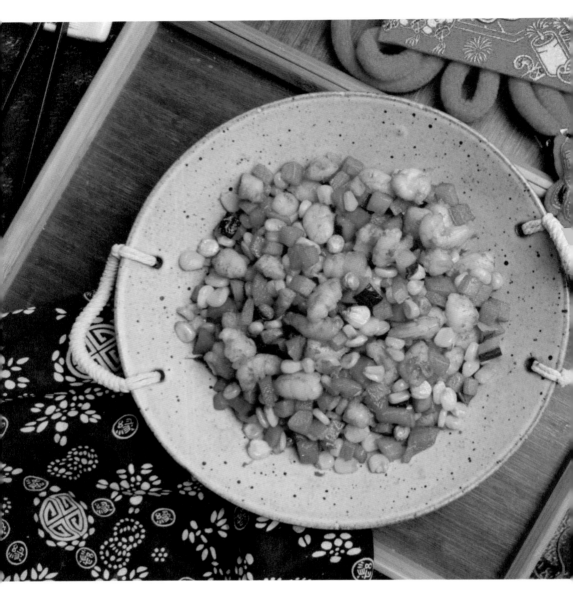

32 五彩虾仁

虾的营养价值很高，含有丰富的优质蛋白质，而且味道鲜美，搭配胡萝卜、黄瓜、玉米、豌豆等，在营养丰富的同时，色香味俱全，在视觉上更能增进学龄儿童食欲，也满足了学龄儿童食物多样化的需求。

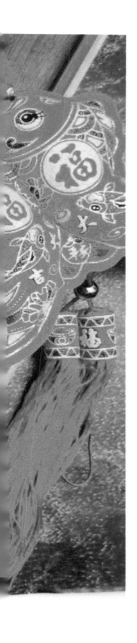

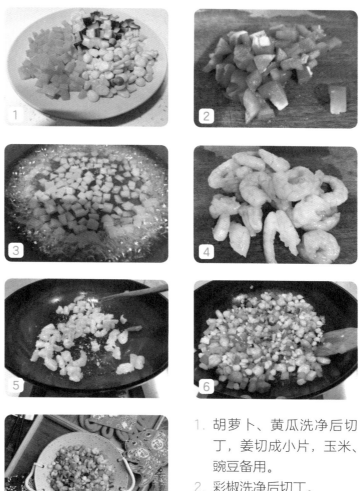

1. 胡萝卜、黄瓜洗净后切丁，姜切成小片，玉米、豌豆备用。
2. 彩椒洗净后切丁。
3. 胡萝卜焯水。
4. 虾仁洗净，挑去虾线，切丁。
5. 热锅冷油，倒入切好的姜片，再倒入切好的虾仁丁，倒入适量生抽爆炒两三分钟至变色即可。
6. 接着倒入玉米、豌豆、黄瓜、胡萝卜丁、彩椒丁爆炒3~5分钟，根据自己的口味，再放入适量盐调味即可。
7. 五彩虾仁成品图。

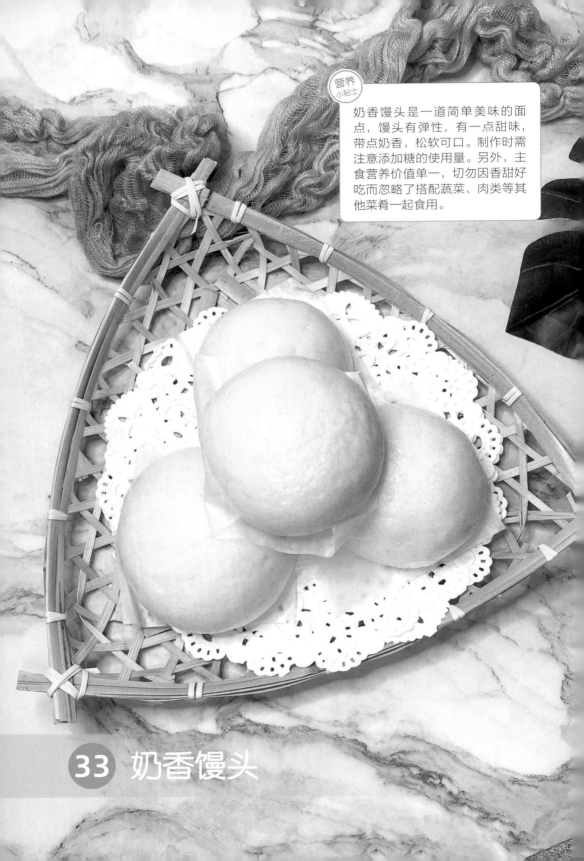

奶香馒头是一道简单美味的面点，馒头有弹性，有一点甜味，带点奶香，松软可口。制作时需注意添加糖的使用量。另外，主食营养价值单一，切勿因香甜好吃而忽略了搭配蔬菜、肉类等其他菜肴一起食用。

33 奶香馒头

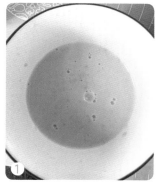
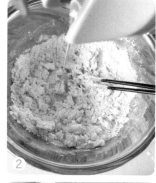
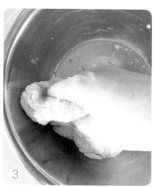
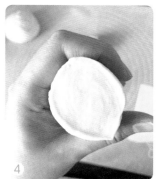
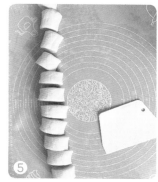
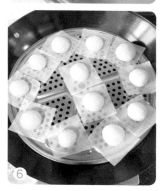
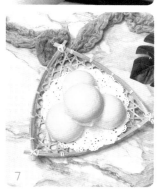

1. 碗中倒入酵母 3 克、白糖少许，用温牛奶化开，搅拌均匀。
2. 将白糖倒入面粉中拌匀，倒入化开的酵母水，用筷子拌匀，再少量多次倒入温牛奶，倒入 15 克食用油，用筷子搅散。
3. 面粉搅成絮状的时候用手揉面，边揉边将盆边面粉刮干净。
4. 面絮揉成团后放到垫子上，准备揉面。面团一定要多揉，用折叠、揉开的手法，揉 10 分钟左右，揉至切面没有大气孔的状态。
5. 分成等量的小剂子，锅中放入适量温水，约 40 摄氏度，将面团放入蒸锅中，盖上盖子静置发酵。
6. 面团发酵至原来的 1.5~2 倍大时，拿起面团感觉明显变轻，轻按回弹（发酵的时间因温度和湿度而定）。锅中开大火，水开后计时，蒸 15 分钟后即可出锅。
7. 奶香馒头成品图。

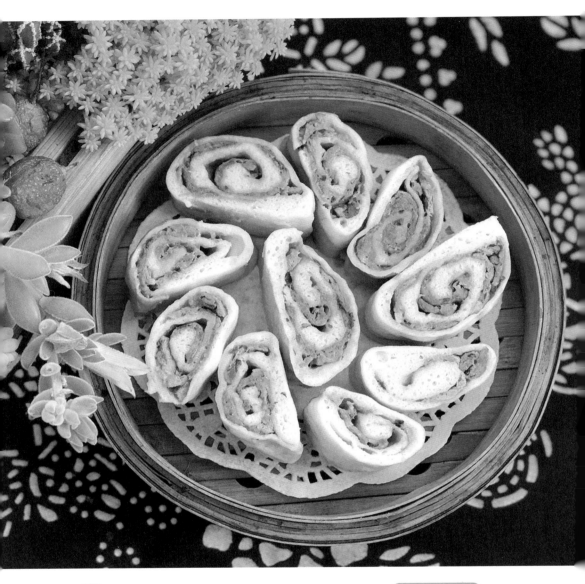

34 肉龙

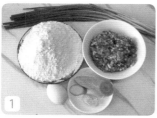
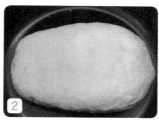
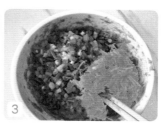

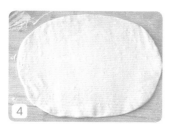

1. 准备食材: 普通面粉 400 克, 猪肉馅比面粉少一些, 1 个鸡蛋用来调肉馅, 胡萝卜、小葱, 这些食材的量可以蒸出两条肉龙。

2. 用适量温水将酵母粉融化后倒入面盆, 用筷子将面粉和温水充分搅拌成面絮, 用手掌将面絮揉成光滑的面团, 将面团盖上保鲜膜放置到温暖的地方发酵。

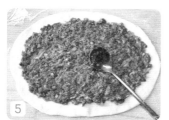

3. 准备肉馅: 将葱、姜、胡萝卜和小葱切成碎末, 在肉馅中打入 1 个鸡蛋, 放姜末去腥, 然后依次放入适量的蚝油、老抽、芝麻香油和十三香调味, 用筷子顺时针搅拌至肉馅上劲黏稠, 让所有的调料都充分融入肉馅中。将切好的大葱、小葱和胡萝卜添加进去并搅拌均匀, 调好馅料备用。

4. 在案板上均匀撒一层干面粉后反复揉面, 将面团中的气孔排出后用擀面杖将面团擀成长方形的面饼, 厚度自己掌握。

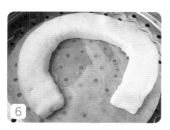

5. 用勺子将调好的肉馅均匀涂抹在面饼上, 肉馅将面饼除了四边留白的位置都铺满, 肉馅铺得太靠边的话不好闭口封边。用手从面饼的一侧像卷被子一样将肉馅紧实地卷起来, 卷成一条胖乎乎的面卷后将两端散开的地方捏紧, 防止上锅蒸的时候肉馅的汤汁流出来。

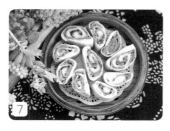

6. 将卷好的肉龙盖上保鲜膜在案板上二次醒发半小时左右, 蒸锅内添加足够的清水, 将醒发好的肉龙放入蒸屉, 大火蒸 18 分钟左右即可。关火后记得闷 3 分钟再开锅, 肉龙就做好了。

7. 肉龙成品图。

APP

第三部分
附录

附录一 学龄儿童平衡膳食宝塔

6~10岁学龄儿童平衡膳食宝塔

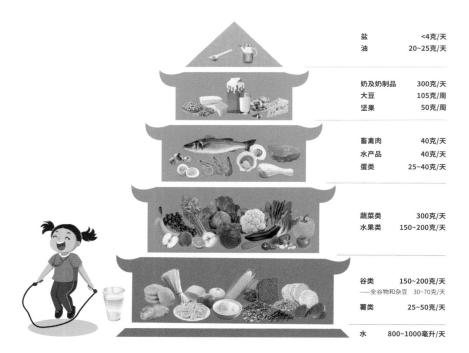

盐	<4克/天
油	20~25克/天
奶及奶制品	300克/天
大豆	105克/周
坚果	50克/周
畜禽肉	40克/天
水产品	40克/天
蛋类	25~40克/天
蔬菜类	300克/天
水果类	150~200克/天
谷类	150~200克/天
——全谷物和杂豆	30~70克/天
薯类	25~50克/天
水	800~1000毫升/天

资料来源:《中国学龄儿童膳食指南（2022）》。

11~13岁学龄儿童平衡膳食宝塔

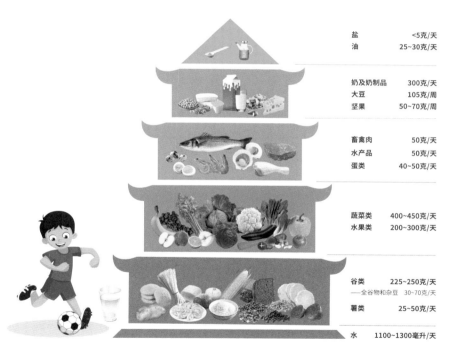

盐	<5克/天
油	25~30克/天
奶及奶制品	300克/天
大豆	105克/周
坚果	50~70克/周
畜禽肉	50克/天
水产品	50克/天
蛋类	40~50克/天
蔬菜类	400~450克/天
水果类	200~300克/天
谷类	225~250克/天
——全谷物和杂豆	30~70克/天
薯类	25~50克/天
水	1100~1300毫升/天

资料来源:《中国学龄儿童膳食指南（2022）》。

14~17岁学龄儿童平衡膳食宝塔

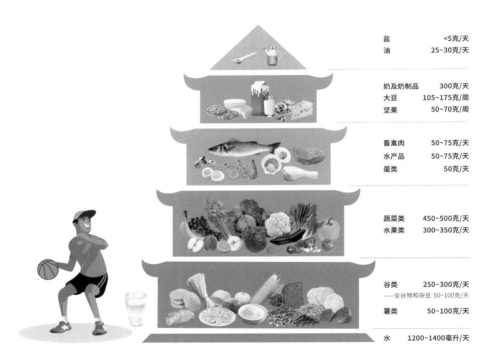

盐	<5克/天
油	25~30克/天
奶及奶制品	300克/天
大豆	105~175克/周
坚果	50~70克/周
畜禽肉	50~75克/天
水产品	50~75克/天
蛋类	50克/天
蔬菜类	450~500克/天
水果类	300~350克/天
谷类	250~300克/天
——全谷物和杂豆	50~100克/天
薯类	50~100克/天
水	1200~1400毫升/天

资料来源:《中国学龄儿童膳食指南（2022）》。

附录二 学龄儿童各类食物建议摄入量

学龄儿童各类食物建议摄入量

食物类别	单位	6~10 岁	11~13 岁	14~17 岁
谷类	g/d	150~200	225~250	250~300
——全谷物和杂豆	g/d	30~70	30~70	50~100
薯类	g/d	25~50	25~50	50~100
蔬菜类	g/d	300	400~450	450~500
水果类	g/d	150~200	200~300	300~350
畜禽肉	g/d	40	50	50~75
水产品	g/d	40	50	50~75
蛋类	g/d	25~40	40~50	50
奶及奶制品	g/d	300	300	300
大豆	g/周	105	105	105~175
坚果	g/周	50	50~70	50~70
盐	g/d	< 4	< 5	< 5
油	g/d	20~25	25~30	25~30
水	mL/d	800~1000	1100~1300	1200~1400

能量需要量水平计算依据:按照 6~10 岁(1400~1600kcal/d),11~13 岁(1800~2000kcal/d),14 岁及以上(2000~2400kcal/d);大豆建议摄入量以干黄豆计算;坚果建议摄入量以果仁计算。

资料来源:《中国居民膳食指南(2022)》。

附录三 用于筛查 6~18 岁学龄儿童生长迟缓的年龄别身高的界值

用于筛查 6~18 岁学龄儿童生长迟缓的年龄别身高的界值

单位：cm

年龄 / 岁	男生	女生
6.0~	≤ 106.3	≤ 105.7
6.5~	≤ 109.5	≤ 108.0
7.0~	≤ 111.3	≤ 110.2
7.5~	≤ 112.8	≤ 111.8
8.0~	≤ 115.4	≤ 114.5
8.5~	≤ 117.6	≤ 116.8
9.0~	≤ 120.6	≤ 119.5
9.5~	≤ 123.0	≤ 121.7
10.0~	≤ 125.2	≤ 123.9
10.5~	≤ 127.0	≤ 125.7
11.0~	≤ 129.1	≤ 128.6
11.5~	≤ 130.8	≤ 131.0
12.0~	≤ 133.1	≤ 133.6
12.5~	≤ 134.9	≤ 135.7
13.0~	≤ 136.9	≤ 138.8
13.5~	≤ 138.6	≤ 141.4
14.0~	≤ 141.9	≤ 142.9
14.5~	≤ 144.7	≤ 144.1
15.0~	≤ 149.6	≤ 145.4
15.5~	≤ 153.6	≤ 146.5
16.0~	≤ 155.1	≤ 146.8
16.5~	≤ 156.4	≤ 147.0
17.0~	≤ 156.8	≤ 147.3
17.5~18.0	≤ 157.1	≤ 147.5

资料来源：《学龄儿童青少年营养不良筛查》（WS/T 456—2014）。

附录四 用于筛查 6~18 岁学龄儿童营养状况的 BMI 界值范围

用于筛查 6~18 岁学龄儿童营养状况的 BMI 界值范围

单位：kg/m^2

年龄 / 岁	男生		女生	
	中重度消瘦	轻度消瘦	中重度消瘦	轻度消瘦
6.0~	≤ 13.2	13.3~13.4	≤ 12.8	12.9~13.1
6.5~	≤ 13.4	13.5~13.8	≤ 12.9	13.0~13.3
7.0~	≤ 13.5	13.6~13.9	≤ 13.0	13.1~13.4
7.5~	≤ 13.5	13.6~13.9	≤ 13.0	13.1~13.5
8.0~	≤ 13.6	13.7~14.0	≤ 13.1	13.2~13.6
8.5~	≤ 13.6	13.7~14.0	≤ 13.1	13.2~13.7
9.0~	≤ 13.7	13.8~14.1	≤ 13.2	13.3~13.8
9.5~	≤ 13.8	13.9~14.2	≤ 13.2	13.3~13.9
10.0~	≤ 13.9	14.0~14.4	≤ 13.3	13.4~14.0
10.5~	≤ 14.0	14.1~14.6	≤ 13.4	13.5~14.1
11.0~	≤ 14.2	14.3~14.9	≤ 13.7	13.8~14.3
11.5~	≤ 14.3	14.4~15.1	≤ 13.9	14.0~14.5
12.0~	≤ 14.4	14.5~15.4	≤ 14.1	14.2~14.7
12.5~	≤ 14.5	14.6~15.6	≤ 14.3	14.4~14.9
13.0~	≤ 14.8	14.9~15.9	≤ 14.6	14.7~15.3
13.5~	≤ 15.0	15.1~16.1	≤ 14.9	15.0~15.6
14.0~	≤ 15.3	15.4~16.4	≤ 15.3	15.4~16.0
14.5~	≤ 15.5	15.6~16.7	≤ 15.7	15.8~16.3
15.0~	≤ 15.8	15.9~16.9	≤ 16.0	16.1~16.6
15.5~	≤ 16.0	16.1~17.0	≤ 16.2	16.3~16.8
16.0~	≤ 16.2	16.3~17.3	≤ 16.4	16.5~17.0
16.5~	≤ 16.4	16.5~17.5	≤ 16.5	16.6~17.1
17.0~	≤ 16.6	16.7~17.7	≤ 16.6	16.7~17.2
17.5~18.0	≤ 16.8	16.9~17.9	≤ 16.7	16.8~17.3

资料来源：《学龄儿童青少年营养不良筛查》（WS/T 456—2014）。

附录五 用于筛查 6~18 岁学龄儿童超重与肥胖的性别年龄别 BMI 界值范围

用于筛查 6~18 岁学龄儿童超重与肥胖的性别年龄别 BMI 界值范围

单位: kg/m^2

年龄 / 岁	男生		女生	
	超重	肥胖	超重	肥胖
6.0~	16.4	17.7	16.2	17.5
6.5~	16.7	18.1	16.5	18.0
7.0~	17.0	18.7	16.8	18.5
7.5~	17.4	19.2	17.2	19.0
8.0~	17.8	19.7	17.6	19.4
8.5~	18.1	20.3	18.1	19.9
9.0~	18.5	20.8	18.5	20.4
9.5~	18.9	21.4	19.0	21.0
10.0~	19.2	21.9	19.5	21.5
10.5~	19.6	22.5	20.0	22.1
11.0~	19.9	23.0	20.5	22.7
11.5~	20.3	23.6	21.1	23.3
12.0~	20.7	24.1	21.5	23.9
12.5~	21.0	24.7	21.9	24.5
13.0~	21.4	25.2	22.2	25.0
13.5~	21.9	25.7	22.6	25.6
14.0~	22.3	26.1	22.8	25.9
14.5~	22.6	26.4	23.0	26.3
15.0~	22.9	26.6	23.2	26.6
15.5~	23.1	26.9	23.4	26.9
16.0~	23.3	27.1	23.6	27.1
16.5~	23.5	27.4	23.7	27.4
17.0~	23.7	27.6	23.8	27.6
17.5~	23.8	27.8	23.9	27.8
18.0	24.0	28.0	24.0	28.0

资料来源:《学龄儿童青少年超重与肥胖筛查》(WS/T 586—2018)。

附录六 用于筛查 7~18 岁学龄儿童高腰围的界值范围

用于筛查 7~18 岁学龄儿童高腰围的界值范围

单位：cm

年龄 / 岁	男童		女童	
	P_{75}	P_{90}	P_{75}	P_{90}
7~	58.4	63.6	55.8	60.2
8~	60.8	66.8	57.6	62.5
9~	63.4	70.0	59.8	65.1
10~	65.9	73.1	62.2	67.8
11~	68.1	75.6	64.6	70.4
12~	69.8	77.4	66.8	72.6
13~	71.3	78.6	68.5	74.0
14~	72.6	79.6	69.6	74.9
15~	73.8	80.5	70.4	75.5
16~	74.8	81.3	70.9	75.8
17~	75.7	82.1	71.2	76.0
18	76.8	83.0	71.3	76.1

P_{75}、P_{90}，即分别以不同性别儿童青少年年龄别腰围第 75 百分位数和第 90 百分位数作为儿童青少年正常腰围高值和高腰围界值点。

资料来源：《7~18 岁儿童青少年高腰围筛查界值》（WS/T 611—2018）。